ISBN : 9798715783158

Secrets de Beauté d'une Makeup Addict

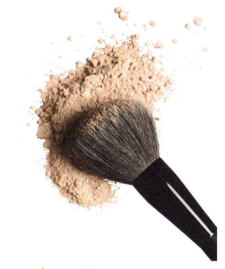

INÈS RIVIERA
BLOGUEUSE BEAUTÉ

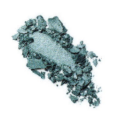

À mes parents, mon socle,
mes racines

À mon mari mon premier
supporter

À mes filles qui me donnent
chaque jour l'envie de me dépasser

TABLE DES MATIÈRES

REMERCIEMENTS

Tout d'abord, je souhaite remercier la femme qui a été ma première source d'inspiration beauté : ma mère. Les premiers tips beauté qu'elle m'a enseignés : souligner son regard, elle avait pour seul maquillage un grand trait de Khôl dans les yeux. Elle blanchissait ses dents avec du swak et utilisait de l'huile d'olive en masque :)

À mes filles Inès et Ambre, mon carburant, elles m'encouragent dans tout ce que j'entreprends (I love you till the moon and more).

A ma sœur aînée qui m'a appris comment allonger un max mes cils avec du mascara, m'a fait mon tout premier lissage (un truc bien chimique à l'époque) et qui a été un modèle en matière de beauté.

Merci à mes beautistas, celles qui m'ont suivie et soutenue sur le blog pendant des années.

Merci à mes sœurs, à Sabine et à mes nièces, qui ont été mes premières lectrices et supportrices.
À Nawel ma plus fidèle follower.

Merci à mes followers instagram, dont les plus fidèles :
AlineGB,francisneth,Lilaouabah,Mab2010,Amel,lespetitesnotesdechelby, lalaure79, HKGlam et AnneMariebasset. Je vous love les filles.

Et au seul mec que je vais citer dans ce livre 100 % fille : celui qui fait quelques apparitions dans ce livre sous le pseudo de Jules :) = mon mari. Merci pour ton amour, ton soutien, et pour m'avoir encouragé dans cette aventure.
XO :)

AVANT-PROPOS

Hello les beautistas !

Bienvenue dans mon univers! Ici ça sent l'ambre, la rose et autre fragrance… sur ma coiffeuse des traces de rouge à lèvres s'entremêlent avec de la poudre rosée de mon dernier blush. Ma salle de bain regorge de shampoings aux packagings tous plus beaux les uns que les autres, ici c'est le paradis, le paradis des accrocs au makeup, le monde poudré des beautistas ! Les promesses toujours plus alléchantes : 98 % de femmes déclarent avoir constaté une peau plus lisse, 90 % déclarent avoir un teint plus lumineux et j'en passe!

Si vous écoutez les sirènes du marketing, vous finirez avec autant de stock et de réassort qu'une grande parfumerie ! Mon aventure de beautista a commencé lorsqu'un proche m'a lancé «dis donc tu exagères ta salle de bain c'est Sephora ! ». C'était vrai. Mon appartement regorgeait de produits cosmétiques, j'étais addict, j'avais tout essayé ou presque. Je pouvais passer des heures dans les parfumeries à tester les nouveautés, surfer sur le net à l'affût des dernières technologies en matière de beauté : lisseur, boucleur, tout ce qui terminait par «eur» et avait un quelque chose à voir de près ou de loin avec le monde de la beauté achevait sa vie dans ma salle de bain ou sur ma coiffeuse! De cette «addiction» est né mon blog : «secrets de beauté pour les beautistas» rebaptisé depuis inesriviera.com (depuis j'ai tout perdu suite à un bug et j'ai recommencé sous inesriviera.fr). J'ai écrit pendant plus de 10 ans sur le blog. J'y partageais mes coups de cœur, mes tests produits. C'est à ce moment que j'ai commencé mes collaborations avec des marques de cosmétiques. Ils m'envoyaient gracieusement leurs produits et j'écrivais un billet sur mon avis. C'était pour moi une évidence, il fallait que je partage mes astuces, mon avis sur ce que j'avais testé, j'adorais écrire, alors écrire sur la beauté c'était pour moi un plaisir, je dirais même : c'était viscéral! Pour celles qui n'ont pas connu le blog, une petite définition s'impose. Qu'est-ce qu'une beautista? Une (ou un) beautista est une femme ou un homme qui est complètement accroc aux produits de beauté, à l'affût de toutes les nouveautés, une nouvelle palette est sortie? Elle ou il l'a déjà! Elle ou il est au fait toutes les techniques de maquillage (contouring, snobering, baking bref tous les trucs en ING :) et tous les appareils hightech pour être au top de la tête aux pieds. Depuis le blog a basculé vers un compte Instagram à travers lequel je continue de partager mes avis et découvertes en matière de beauté. En 2019, après un souci technique j'ai perdu tout le contenu de mon blog. Des années d'écriture anéanties. J'ai d'abord voulu tout recommencer, puis j'ai eu une révélation : compiler mes conseils beauté dans un livre dans lequel vous pourrez retrouver «un best of» des articles que vous avez préférés, remaniés, mais aussi des astuces et des conseils que j'ai puisés au travers de mes expériences, lectures, et master class makeup que j'ai pu suivre avec de grands makeup artistes.

J'ai également souhaité aborder un sujet délicat : les loupés… parce que nous avons toutes connu des expériences beauté «ratées». J'ai consacré trois articles sur les loupés cheveux avec de nombreux conseils pour réparer le tout avec quelques astuces et produits. Je vous emmène dans mon univers où les cheveux et le visage sont le Roi et la Reine. Vous vivrez cette aventure avec quelques personnages que je me dois de vous présenter. Toute d'abord le protagoniste de cette balade «beautistique» c'est VOUS et moi que je surnomme Beautista. Ensuite vous croiserez de temps en temps Jules qui est le monsieur beautista, c'est celui qui partage la vie d'une beautista. Cette balade serait paisible et ressemblerait presque au monde des bisounours s'il n'y avait pas Gislaine la vilaine! Gislaine c'est la collègue qui scrute le moindre détail de votre visage ou de votre tenue. Vous avez changé d'eyeliner ? Gislaine l'a remarqué ! Vous avez loupé votre couleur et bien GIGI l'a relevé aussi et l'a partagé avec tout l'open-space en vous criant «oh, ma pauvre, qu'est-ce qui est arrivé à tes cheveux ? ». Que feriez-vous sans elle ? Il y a également parfois Boss, lui c'est le chef et Ambre de la Com ». Ambre est parfaite, jamais un cheveu qui se balade en dehors du chignon BUN parfaitement maîtrisé, jamais un pli sur sa chemise preppy, la digne héritière de Blair Waldorf. Vous aimeriez la détester, mais vous ne pouvez pas ! En plus d'être parfaitement canon, elle est super sympa !

J'espère que vous prendrez du plaisir à lire ce livre plein de conseils, mais aussi de légèreté, car il se veut bienveillant, se sentir mieux dans sa peau ne veut pas dire être parfaite, se transformer en une autre personne, mais juste savoir mettre en valeur ses atouts, et se délester de quelques complexes.
Je vous souhaite une belle balade dans le monde de la beauté. J'espère que vous trouverez plein d'astuces pour révéler la beauté qui est en vous, mais surtout qu'il vous aidera à booster votre confiance.

PRINCIPES DE BASE

Votre peau est votre capital beauté. C'est votre priorité numéro 1. Si vous deviez faire un arbitrage au niveau de votre budget entre vos produits de soins ou votre maquillage, ce sont les soins qu'il faudrait privilégier. Votre visage doit toujours être bien nettoyé : avec de l'eau, un démaquillant, une lotion, peu importe pourvu qu'il soit propre.

Vous « outils » : pinceaux, éponges si vous en utilisez doivent être propres eux aussi. Appliquez toujours une crème hydratante correspondant à votre type de peau (sèche, grasse, mature…). N'hésitez pas à changer de crème de temps en temps, les principes actifs n'étant plus efficaces au bout d'un temps. Appliquez également un contour des yeux, la peau étant plus fine à cet endroit c'est une zone fragile sur laquelle les crèmes souvent très riches pour le visage ne doivent pas être appliquées.

Pour un joli makeup, ne chargez pas, accentuez simplement vos atouts. Choisissez votre fond de teint de la même teinte que votre teint, vous ne devez pas avoir de démarcation. Estompez à chaque étape. Finissez par un fixateur ou une poudre pour être au top jusqu'au soir. Gardez bien en tête qu'une peau qui n'est pas bien hydratée absorbera davantage le maquillage au cours de la journée.

Ne vous couchez jamais avec votre makeup même si vous rentrez épuisée, saoule ou accompagnée :). Votre peau doit respirer, elle doit être libérée de la pollution et des couches de maquillage que vous lui aurez fait supporter toute la journée, soyez indulgente envers elle, elle saura vous en remercier dans quelques années. D'ailleurs, vous ne dormez pas avec vos vêtements non ? Je vais vous livrer dans ce chapitre tous les secrets pour bien soigne sa peau et vous verrez qu'il n'est pas difficile d'apprendre à se mettre en valeur en appliquant les conseils et astuces qui suivent.

CHAPITRE 1 LES SOINS

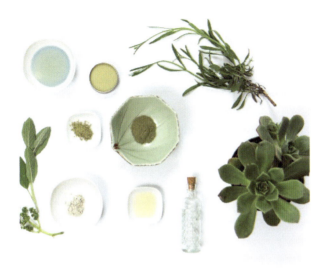

RITUEL DU DÉMAQUILLAGE

Toutes les beautistas le savent depuis le berceau ! Non, depuis qu'elles ont appris à se maquiller ! elles connaissent la nécessité de se démaquiller TOUS les soirs. Oui tous les soirs, même après la mégajava, même très fatigué de votre journée de working girl top canon qui assure sur tous les fronts. Oui, je sais c'est dur d'assurer toute la journée avec son makeup glam hype, perchée sur des talons vertigineux qui vous tuent le bas du dos tout en narguant les WBLY (les wanna be like you = les envieuses).

Gisèle : Tu as mal au dos avec tes chaussures, moi je ne pourrais pas!
Beautista : Bah, question d'habitude !
Aouchhh

Et oui, il faut enlever le masque tous les soirs. Pourquoi ? Parce qu'avec tout ce que vous avez mis sur votre peau, celle-ci ne respire pas. It's CRUEL ! mais aussi parce qu'elle a été agressée toute la journée par la pollution, le vent, la fumée, etc. Vous devez donc la soigner, si vous ne le faites pas vous allez vieillir plus vite que la musique, et puis aussi parce qu'après tout, pourquoi dépenser des fortunes en soins et maquillage sur une peau non entretenue? On m'explique?

Allons faire un petit tour des différents démaquillants :
Il existe des laits tout à fait adaptés aux peaux sèches, des huiles plutôt réservées aux peaux sèches à mixtes et des eaux micellaires qui elles, sont parfaites pour les peaux grasses.
Je vous livre les démaquillants que j'ai testés et validés :

L'Eau micellaire de Caudalie :
Description : C'est une eau à appliquer sur un coton doux.
Avantages : La peau est bien démaquillée et la peau hydratée.

Pour tout types de peau

Huile démaquillante de Sephora :
Description : Flacon pompe, on fait couler un peu d'huile dans les mains humides, on passe les mains sur tout le visage. L'huile se transforme en lait que l'on rince à l'eau fraîche. Le produit laisse un film un peu gras protecteur.
Avantages : Ne dessèche pas la peau, laisse la peau douce.
Pour les peaux sèches : permet une belle hydratation.

Les Lingettes Démaquillantes L'Oréal :
Description : Lingettes pratiques à emporter partout pour ne pas zapper le rituel.
Avantages : Pratique, nettoyage parfait y compris les yeux.

Lait démaquillant Mixa :

Description : Flacon pompe à appliquer à l'aide d'un coton ou... de la Clarisonic!!! Oui cet engin venu d'une autre planète que vous hésitez encore à vous offrir prix oblige, mais qui nettoie parfaitement la peau.
Avantages : Hydrate bien la peau en plus de la démaquiller.

Mes 2 préférés :

Le nettoyant radieux à l'huile essentielle et eau d'Angélique de chez l'Occitane : il est frais, s'utilise avec de l'eau, laisse la peau comme purifiée et retire tout le makeup y compris les yeux charbonneux! Et depuis un an la mousse d'eau nettoyante de chez Uriage, j'en suis complètement fan, la peau sent bon, elle est parfaitement nettoyée y compris les yeux.

Pour conclure, je dirais que chacune fera selon ses goûts et sa peau, mais les peaux sèches vont préférer les laits et les huiles et les peaux grasses les eaux et gels plus nettoyants.

✨ Le petit secret de beautista :

Après m'être soigneusement démaquillé avec ma mousse nettoyante d'Uriage, j'essuie délicatement mon visage puis j'imbibe un coton d'eau Aqua Magnifica de Sanoflore et je passe à nouveau sur mon visage. Surprise ! Le coton n'est pas tout blanc, ce qui prouve qu'un second passage est nécessaire et surtout que ce produit magique aux huiles essentielles laisse la peau impeccable. De plus, l'Aqua Magnifica rend le teint plus lumineux.

ROUTINE BELLE PEAU

Pour avoir une belle peau, il est nécessaire d'instaurer des rituels qui s'inscrivent dans le temps afin de préserver votre capital beauté. Pour ma part j'ai ma routine quotidienne, mais aussi hebdomadaire.

Routine quotidienne :

Le matin
Chaque matin je me nettoie le visage avec une mousse nettoyante et de l'eau fraîche pour bien décongestionner le regard.
Je passe un tonique avec un coton doux pour équilibrer le PH de ma peau.
Après la douche, j'applique un lait corporel nourrissant.
J'applique ensuite quelques gouttes de sérum sur le visage et je tapote pour faire pénétrer.
J'enduis mon visage d'une crème hydratante.
J'applique un baume à lèvres.

Ma peau est prête à recevoir le maquillage.

Le soir
Je me démaquille les yeux avec un coton et une eau micellaire ou avec la mousse nettoyante de chez Uriage.
Je me démaquille le reste du visage avec une huile démaquillante que j'applique sur ma brosse nettoyante Clarisonic en mouvement circulaire.
Ensuite, je me sèche le visage et j'applique une lotion que j'affectionne particulièrement : Aqua magnifica de Sanoflore. C'est une eau aux huiles essentielles qui nettoie parfaitement la peau et termine le démaquillage.

Je nourris ma peau avec une crème du soir, car le renouvellement cellulaire se fait pendant la nuit.

J'applique un contour des yeux hydratant.

Je tartine mes mains de crème comme je vais me coucher ça ne me gênera pas.

Je n'oublie pas le baume à lèvres ainsi qu'une huile pour le corps, en plus d'être parfumée elle va nourrir ma peau en profondeur.

Routine Hebdo :

Je fais un masque nourrissant une fois par semaine.

J'utilise un gommage également une fois par semaine pour ouvrir les pores et nettoyer ma peau.

Pour finir et je ne le répéterai jamais assez, tous les soins du monde ne peuvent être efficaces que si vous nourrissez votre peau de l'intérieur avec de l'eau et de bons aliments.

OBJECTIF BONNE MINE LE TEINT

La base de toute beautista qui se respecte est de commencer par travailler sur une peau bien nettoyée et hydratée. Pour cela il y a un rituel à installer. D'abord exfolier sa peau une fois par semaine. L'exfoliation permet de détacher les cellules mortes qui seraient restées accrochées à la surface de l'épiderme. Notre peau se régénère, des cellules meurent pour laisser place à de nouvelles. Cependant, notre peau a besoin d'une aide pour se débarrasser des cellules qui ne seraient pas tombées. Pour cela vous avez le choix, soit vous prenez un exfoliant avec granules que vous passez sous votre douche en frottant délicatement la peau. Soit, vous sortez l'artillerie lourde : LE PEELING. Ce dernier mérite tout un article complet, car il existe différents peelings qui peuvent vous faire un teint au top ou au contraire vous assécher la peau si vous êtes néophyte en la matière. Vous pouvez utiliser des pellings que l'on trouve à la vente et à faire soi-même à domicile ou avoir recours au peeling plus fort chez le dermatologue pour les peaux plus abîmées.

Une fois la peau débarrassée de ces cellules mortes qui l'encombrent, votre teint sera plus lumineux et les pores plus resserrés. Ensuite, vous pouvez appliquer votre BB crème, CC crème ou crème teintée.
Pour ma part je suis plutôt fan de crème teintée ou BB crème. La CC crème étant trop légère à mon goût. L'avantage des crèmes teintées et BB crème par rapport au fond de teint c'est qu'elle vous donne un teint hâlé plutôt que plâtré, vous avez l'air moins maquillée et je trouve qu'elles dénaturent moins le visage.
Allez, trêve de bla-bla je vous emmène faire un tour d'horizon de mes produits chouchous :

SVR HYDRACID C20 et FACIAL C 20 de MENE&MOY

Description : Ce sont deux soins de marques différentes, mais que je trouve de même qualité. Vous ne les trouvez qu'en parapharmacie, c'est avant tout des soins à la vitamine C, mais qui vous donne vraiment une bonne mine au fil des jours et cela je dois dire très rapidement. Ils lissent les traits, donne un teint lumineux. Ils font partie des peelings doux.

CAUDALIE : Teint Divin crème teintée

Description : C'est une vraie crème teintée, assez efficace. Je l'applique le matin à la place d'un fond de teint. Le teint est légèrement hâlé, mais subtile, vous n'avez pas l'impression d'avoir une couche de plâtre sur le visage et le teint est lumineux.

GARNIER : BB Crème Medium

Description : C'est une BB crème qui ressemble plus à un fond de teint très foncé. Elle me convient bien quand j'ai vraiment très mauvaise mine, mais reste quand même trop mate.
À éviter si vous avez la peau claire.

ERBORIAN : BB crème au Ginseng
Description : c'est une BB crème, soin teinté, vous n'êtes pas obligé de mettre une crème avant de l'appliquer, perso je mets toujours un soin avant.

Top ! j'adore cette BB crème, elle est légère, unifie bien le teint. Si vous la choisissez pour votre «plan bonne mine», je vous conseille d'ajouter un beau blush, car elle n'est pas très teintée.

Et je termine avec MA chouchoute !!!!

GALENIC : Aquasublime Crème teintée :
2 teintes possibles peaux mates et peaux claires.
Description : C'est un soin teinté, léger, comme un voile de couleur qui vient illuminer votre teint, je l'adore !!! C'est une amie qui me la fait découvrir, un joli cadeau que je ne cesse de racheter. Bien sûr, je continue ma quête du Saint-Graal en testant les nouveautés en bonne beautista que je suis.

Je récapitule donc les étapes du rituel :
1/on BOIT beaucoup d'eau
2/ on EXFOLIE 1 fois par semaine
3/ on HYDRATE avec une crème
4/ on ILLUMINE avec une BB crème ou teinté

Je vous ai livré mes produits favoris, mais il existe une multitude de produits tout aussi efficaces les uns que les autres à vous de trouver celui qui vous convient le mieux en fonction de votre peau et qui s'accommode de votre budget :)

✨Le petit secret de beautista :

Au début du printemps quand les beaux jours commencent à s'inviter, j'applique le soir avant de me coucher de l'huile de carotte pour me donner un effet bronzé. Mais chut… c'est notre secret…

LE SOURIRE EST SOUVENT LE MEILLEUR DES ANTIRIDES

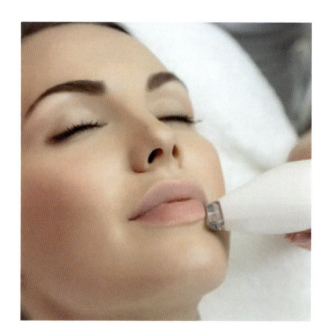

À CHAQUE AGE SON SOIN SPÉCIFIQUE

Chaque âge a son lot de problèmes :)

À 20 ans (hier encore j'avais 20 ans, la la la…)
Les problèmes de peau sont quasi inexistants. La peau est encore jeune et tonique. Le visage est plutôt de forme ovale, je dirais que votre principale préoccupation est de maintenir cette beauté en évitant le soleil afin de préserver votre capital jeunesse. Certaines femmes ont des problèmes de peau grasse ou des boutons dus à un déséquilibre hormonal après la puberté. Il faut d'abord assainir votre peau en pratiquant des gommages spécifiques pour les peaux grasses afin de désincruster les pores post-puberté.

À 30 ans
La régénération cellulaire commence à ralentir et là c'est le début des problèmes :) rides et ridules commencent à apparaître. Il faut dès à présent commencer à soigner sa peau en appliquant au moins un gommage par semaine et un masque hydratant à la même fréquence. Il faut être assez vigilante à votre contour des yeux où la peau est plus fine et donc plus facilement marquée ainsi qu'autour de la bouche. Utilisez des soins spécifiques pour votre contour des yeux.

À 40 ans
Les choses commencent à se gâter! La peau perd de l'eau et se dessèche. Il faut cette fois attaquer par un soin hydratant matin et soir. Il faut également utiliser un sérum pour nourrir les cellules en profondeur. Le teint commence

perdre de son éclat, mais vous pouvez y remédier grâce à des gommages hebdomadaires. Vous pouvez également utiliser une crème très hydratante et pourquoi ne pas opter pour un peeling chimique superficiel à la maison. Vous pouvez également si votre budget vous le permet vous rendre chez un spécialiste pour effectuer un peeling un peu plus profond. Attention à votre démaquillage, préférez un démaquillant sous forme de crème ou de lait plutôt qu'un démaquillant qui se rince à l'eau, car vous allez dessécher davantage votre peau. Si vous commencez avoir des tâches de soleil ou de dépigmentation dues à l'âge il faudra alors appliquer une crème à la vitamine A ou faire un peeling à l'acide glycolique.

À 50 ans

Vous perdez la moitié de votre régénération cellulaire naturelle. Le sébum est de moins en moins produit et la peau commence à perdre de son éclat et de sa souplesse. Vous voyez votre visage se transformer. Votre principale préoccupation sera de relancer la production de collagène en utilisant des cosmétiques avec un fort taux d'AHA. Cela permettra de relancer la production de collagène. Évitez tous les cosmétiques qui contiennent de l'alcool qui a également tendance à dessécher la peau. Prenez bien soin d'hydrater votre peau en buvant a minima 1,5 l d'eau par jour.

À 60 ans et plus

Ce sont les mêmes conseils qu'à 50 ans. L'idéal étant de consulter un médecin esthétique pour établir un protocole selon vos souhaits : laser ou acide hyaluronique pour atténuer les rides ou peelings pour les tâches et l'éclat.

UN CONTOUR DES YEUX HYDRATANT, ANTIRIDES ET ANTI-CERNES

Je suis sûre que vous vous êtes toutes demandé à un moment donné l'utilité de mettre une crème spécifique sur le contour de l'œil ?

Et bien oui, votre conseillère Sephora ou Marionnaud a raison, votre peau est plus fine à cet endroit. Elle est plus fragile et nécessite donc un produit moins fort et surtout plus ciblé antirides, car cet endroit marque plus vite. Mais vous avez peut-être également besoin d'un anticerne ou anti-poches.

Alors, comment trouver le bon contour des yeux dans cette multitude de produits ?

Petit conseil beauté :

Avant de choisir votre contour des yeux, vous devez cibler votre besoin ou l'objectif que vous vous êtes fixé, car une chose est sûre et je vous parle en connaisseuse, aucun produit ne peut à la fois diminuer vos poches, vos cernes et vos rides.

Vous devez donc prioriser. Je vais tenter de vous aider 🙂

Votre priorité : vos rides : un mot d'ordre : HYDRATER, il est important d'hydrater le contour de vos yeux. Pour cela privilégiez les crèmes à base de vitamine E, A. Appliquer un masque hydratant contour des yeux une fois par semaine, une huile sur votre contour une à deux fois par semaine (type huile d'onagre, bourrache ou encore amande douce) et buvez beaucoup d'eau !

Votre priorité : vos cernes et poches :

Il faut drainer et activer la circulation sanguine. Je vais vous épargner le conseil que vous avez dû lire 100 fois : il faut une bonne qualité de sommeil… Donc pour cela il faut privilégier les crèmes à base de vitamine K, E.

Drainer : comme je l'ai expliqué, appliquer l'anticerne en tapotant sous le dessous de l'œil. Appliquer votre contour des yeux bien froid (mettre dans le frigo votre produit, surtout prévenez Jules de ne pas tartiner ses toasts avec : non Jules ce n'est pas un chutney d'oignons!).

En résumé : buvez, hydrater, consommer des fruits, appliquer vos crèmes, surtout vos crèmes de nuit c'est à ce moment que les cellules se renouvellent!

Et pour finir mon ordonnance beauté :

CLINIQUE : EVEN BETTER EYE

Description : C'est un petit tube, vous pouvez utiliser l'embout métallique pour appliquer la crème.

Avantages : Hydratant, frais.

Inconvénients : pas d'efficacité sur les cernes.

Ma note : 13/20

LA PRAIRIE : CONTOUR DES YEUX CAVIAR

Description : Flacon avec seringue type sérum, le flacon est sublime!!!

Avantages : Effet tenseur, effet noté sur les ridules.

Inconvénients : pas d'effets notoires sur les cernes et le PRIX.

Ma note : 16/20

DIOR : CRÈME YEUX HAUTE CORRECTION CAPTURE

Description : Pot, crème à appliquer au doigt, il faut en mettre peu.

Avantages : effet liftant, repulpant.

Inconvénients : j'ai l'impression que l'effet tenseur relâche dans la journée.

Ma note : 15/20

FILORGA : OPTIM EYES :

Description : Flacon pompe.

Avantages : réel effet sur les cernes.

Inconvénients : sur moi effet desséchant à la longue.

Ma note : 16/20

GIORGIO ARMANI : REGENESCENCE

Description : Tube avec embout métallique.

Avantage : rafraîchissant.

Inconvénients : j'ai traversé tout Londres pour le dénicher, mais je n'ai vu aucun bénéfice ni sur les rides ni sur les cernes…

Ma note : 12/20

L'OCCITANE : REGARD RADIANT

Description : Flacon bille Roll on

Avantages : Active la circulation, effets sur les cernes.

Inconvénients : pas d'effets sur les rides et ridules.

Ma Note : 14/20

CLARINS : MASQUE CONTOUR DES YEUX :

Description : Tube Crème

Avantages : Hyper hydratant, réel effet reposant.

Inconvénients : Je n'en vois pas, il répond bien à sa mission, hydrater et reposer l'œil

Ma note : 17/20

BILAN : si vous cherchez un bon anticerne je vous conseille Optim Eyes de Filorga, un bon antirides : Capture de Dior et pour hydrater et reposer l'œil l'incontournable masque de Clarins un vrai bonheur !!!

SECRETS DE BEAUTÉ DES JAPONAISES : LE LAYERING

Le principe est simple : la technique consiste à appliquer plusieurs soins les uns après les autres. Il y a en fait 2 routines : celle du soir et celle du matin. La règle voudrait qu'il y ait obligatoirement une application d'huile (j'adore !) voir plus loin «Les huiles : mes antisèches».

Voici le protocole dans l'ordre d'application, à suivre scrupuleusement :

1/Démaquillage avec de l'huile (si, si de l'huile) vous en trouverez dans les rayons cosmétiques des grandes surfaces ou en parapharmacie). Vous pouvez prendre de l'huile d'onagre (super anti-âge), de l'huile de carotte (pour l'effet bonne mine) ou de l'huile d'avocat (hydratant). Bref, vous choisissez en fonction des besoins de votre peau. Vous trouverez sur certains blogs ou vidéos YouTube des conseils sur des produits bien spécifiques, mais ils sont souvent sponsorisés… Donc, fiez-vous à votre peau!
Je poursuis : prenez un coton et passez-le sur votre visage, vous verrez l'efficacité sur le mascara c'est hallucinant!

2/ Nettoyage : vous nettoyez une seconde fois, mais avec un nettoyant : eau micellaire, eau moussante… Soit avec vos petites mains de beautistas soit avec votre super brosse Clarisonic (voir mon avis sur le sujet).

3/ Le tonique : il permet de réguler le pH de la peau et d'enlever tous les résidus qui seront restés attachés à la peau après le premier nettoyage.

4/ Le sérum : quelques gouttes dans la main, on frotte pour chauffer le produit et on applique sur le visage et cou.

5/ le contour des yeux : on applique son CDY en tapotant, on le choisit hydratant et anti ce que l'on recherche :)

6/ La crème : de nuit ou autre hydratant
Certaines ajoutent une septième étape qui consiste à hydrater ses lèvres avec un baume à lèvres.
Quels en sont les bienfaits?
Un grain de peau affiné, un beau teint régulier et lumineux.

Et j'en pense quoi?
J'adhère sur le principe de me bichonner le soir et avec tout ce que l'on fait subir à notre peau, je pense que ça ne peut pas lui faire de mal.

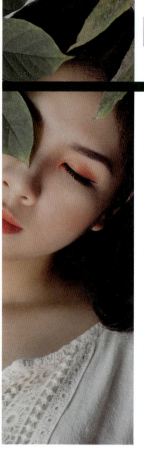

LE LAYERING

EN 6 ÉTAPES

01
DEMAQUILLAGE À L'HUILE

02
NETTOYAGE DE LA PEAU

03
APPLICATION DU TONIQUE

04
APPLICATION DU SERUM

05
APPLICATION DE LA CRÈME CONTOUR DES YEUX

06
APPLICATION DE LA CRÈME DE JOUR OU DE LA CRÈME DE NUIT

COMMENT BIEN HYDRATER SA PEAU : LES HUILES MES ANTI SÈCHES

Les Méditerranéennes l'ont bien compris depuis longtemps, les huiles sont de véritables soins de beauté. Les grandes marques de cosmétiques ont donc naturellement «subtilisé» ce secret de beauté pour les réinventer sous forme d'huile moins grasse et surtout avec des parfums plus vendeurs que l'odeur d'origine de ces huiles.

Je vais donc vous livrer mes secrets, et vous parler de mes huiles préférées…

J'utilise les huiles pour le visage, le corps et surtout les cheveux. J'utilise l'huile comme soin de beauté depuis mon enfance. Ma mère d'origine méditerranéenne, avait pour habitude de me faire des masques à l'huile d'olive dans les cheveux avant mes shampoings. C'est donc naturellement que j'ai à mon tour perpétré ses traditions ancestrales que ma mère détenait elle-même de ma grand-mère, de mon arrière-grand-mère et ainsi de suite.

Pour mes cheveux :

NUXE : Huile prodigieuse, elle est top aussi bien pour le visage, le corps et les cheveux. Pour les cheveux, je l'utilise en masque avant le shampoing. Elle est extrêmement hydratante.

L'Oréal : Huile extraordinaire : elle porte très bien son nom !!! Elle sent super bon elle fait briller les cheveux. Perso, je l'utilise quand mes cheveux sont secs pour les faire briller et enlever l'effet gonflant. Elle discipline les frisotis et parfait le lissage. Vous pouvez aussi l'utiliser en masque avant le shampoing, mais pour moi elle ne les nourrit pas suffisamment. Je ne peux plus m'en passer elle fait partie de mes MHIMB (must have in my bathroom).

Moroccanoil :

J'utilise l'huile originale elle est extraordinaire ! Je l'utilise à la fin de mon brushing pour nourrir les pointes de mes cheveux. Elle a un pouvoir hydratant fabuleux sans alourdir le cheveu. Le seul point négatif est que l'on ne la trouve pas en parfumerie ni en grande surface il faut la commander sur Internet. Mais c'est une huile qui vaut vraiment le coup. Si vous n'aviez qu'une huile à choisir, je vous conseillerais de prendre celle-ci.

Pour le Visage :

Floressance : Huile de carotte : Alors là les filles, si vous appliquez un peu d'huile de carotte sur votre visage soit pure soit mélangée avec votre soin du matin vous allez tout de suite voir votre mine hâlée. Plus vous en mettrez tous les jours plus vous aurez l'air bronzé ! Parole de beautista.

Floressance : Huile d'amande douce : je l'utilise le soir après le démaquillage pour le parfaire, pour moi elle remplace le tonique.

Pour le Corps :

Le Petit Marseillais : Huile sèche sublimante : elle nourrit la peau, la laisse satinée et sent très bon. Je l'utilisais en été sur mes jambes et Gislaine la vilaine m'a demandé :

– Qu'est-ce que tu fais pour avoir les jambes douces?

J'ai répondu «euh ben rien» chut… c'est un secret de beautista hey! ça se mérite.

Pour finir, j'ai aussi essayé l'huile d'argan, mais sur ma peau ça finit toujours par des boutons, des allergies… et puis la pure elle sent… hum, bref :)

Je vous conseille aussi l'huile d'onagre en gélule en cure d'un mois vous verrez un effet hydratant sur votre peau.

Allez les beautistas, à vos huiles, prêtes? Partez !

COMMENT OBTENIR ET GARDER UN BEAU BRONZAGE

Vous êtes déjà sur les plages à vous faire dorer la pilule ? Ou… en train de préparer la valise :) alors cette rubrique est pour vous!

On me demande souvent comment faire pour avoir un beau bronzage ou encore comment garder son bronzage longtemps après la rentrée. Alors voici mes conseils :

1/ Bien gommer votre peau avant, mais aussi après exposition !!! Contrairement aux idées reçues, cela ne fait pas partir le bronzage, mais le fait d'exfolier la peau pendant votre douche du soir au contraire, va vous aider à évacuer les peaux mortes et permettre au bronzage de durer. Votre peau sera ainsi préparée à la prochaine exposition sans être encombrée de « déchets».

2/ Manger des produits qui contiennent du bêta-carotène… Mais qu'est-ce que le Béta Carotène ? En clair tous les fruits et légumes orange ou jaune : nectarine, orange, salade de carottes, allez-y, en plus ça ne fait pas grossir! Je précise les M & M's jaune ça ne compte pas ! Non non !!! Désolé :)

3/ Badigeonnez-vous toutes les 2 heures d'huile solaire ou de crème solaire selon vos préférences et attention aux idées reçues la protection n'empêche pas de bronzer! Elle filtre les mauvais UV et permet un bronzage uniforme.

4/ Privilégiez l'eau de mer à l'eau de piscine pour un plus beau bronzage.

5/ Soyez active pour bronzer partout, volley, château de sable etc.... pas la crêpe OK?

Et pour garder le bronzage longtemps on continue l'alimentation jaune/orange à la rentrée, on hydrate bien sa peau pour ne pas ressembler à un crocodile. On sublime son bronzage avec des poudres nacrées terre de soleil et du gloss, pas de makeup chargé et on peut tricher un peu avec quelques gouttes d'autobronzant mélangé à sa crème.

✨Petite astuce rien que pour mes beautistas : utiliser à la rentrée Tan Maximiser de Lancaster, cela permet de prolonger le bronzage. Personnellement je suis fan des produits Lancaster pour le bronzage et j'utilise la Tan Maximiser qui est juste Topissime pour garder le bronzage longtemps même Jules me l'a piqué.

LUTTER CONTRE LES RIDES

Le premier conseil que je peux vous donner est de prévenir!
Comment?

1/ Hydratation :
En hydratant votre peau de l'intérieur comme de l'extérieur.

Intérieur : cela passe par l'eau naturellement, mais aussi par votre alimentation. Privilégiez les aliments naturellement riches en eau comme le concombre, les radis, la salade, la tomate, le melon, la fraise, le pamplemousse et autres.

Extérieur :
Utilisez des soins qui apportent hydratation, mais également des actifs qui luttent contre le vieillissement tel que :
La vitamine C : qui agit sur la luminosité, l'éclat du teint et aide à lutter contre les taches.

L'acide hyaluronique : substance déjà présente dans le derme, elle a tendance à diminuer avec l'âge, c'est un excellent repulpeur c'est pourquoi il est de plus en plus présent dans les crèmes de soin, mais également très utilisé en médecine esthétique.

Les AHA : les acides de fruits, ils sont utilisés dans les peelings pour leur côté décapant. Il restaure l'éclat de votre peau et lisse les traits.

Le Rétinol : c'est un puissant principe actif, il est très efficace, mais très fort. À utiliser par petites touches, je vous le conseille surtout pour le contour des yeux.

2/ Techniques :

De nombreuses techniques peuvent vous aider à lutter contre les rides, il y a bien sûr la médecine esthétique, mais je n'aborderai que les techniques douces que vous pouvez effectuer chez vous.

– Le roller de Jade :
Il s'agit d'un outil avec une vraie pierre semi-précieuse. Les impératrices chinoises l'utilisaient comme secret de beauté. Je l'utilise et j'adore ! Je ne m'en sers pas tous les jours par manque de temps. Il permet de réactiver la circulation, de drainer le visage, de diminuer les poches. Le roller de jade est peu coûteux et naturel. Il suffit de le passer sur le visage avec des va-et-vient en fonction de ce que l'on recherche. L'idéal est de le placer dans le réfrigérateur pour qu'il soit bien froid cela accroît son efficacité. Vous pouvez également le passer sur votre masque en tissu pour en augmenter les vertus. Personnellement c'est sur les paupières qu'il m'a bluffé ! Je le passe sur le contour des yeux quand le matin j'ai les yeux un peu bouffis, poches et paupières tombantes. Un petit massage de quelques minutes et hop ! Miracle : les paupières sont relevées et les poches ont disparu!

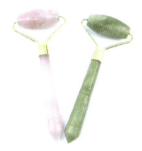

– Le micro needling :

vous pouvez faire vos séances dans un institut de beauté ou comme moi le faire vous-même à la maison! C'est beaucoup plus économique. Je me suis procuré un skinroller qui est un rouleau composé de fines aiguilles (on se détend ça ne fait pas mal :) et des sérums à la vitamine C. Vous pouvez prendre les soins que vous voulez. Vous passez le skinroller comme pour le roller de jade sur votre visage 3 fois sur chaque endroit en mouvement croisé. Vous aurez le visage qui « brûle» un peu, quelques rougeurs. Cela va créer des microperforations qui vont permettre à votre soin de pénétrer en profondeur et aider vos cellules à se régénérer. De plus, le roller va irriter les récepteurs de votre peau ce qui va relancer la production de collagène. Votre peau sera rouge à la fin du soin. Le lendemain vous verrez déjà l'éclat sur de votre peau ainsi qu'un effet tenseur.

– La microdermabrasion :

Là encore il s'agit d'un soin que vous pouvez vous offrir en institut, mais vous pouvez comme moi acquérir l'appareil pour une centaine d'euros et le faire vous-même. L'appareil est très facile à utiliser, vous tendez la peau et le passez sur votre peau. Il aspire vos peaux mortes et réactive la production de collagène. Il nettoie la peau en profondeur, il est, de ce fait beaucoup plus efficace qu'un gommage.

3/ Les habitudes :

Le vieillissement de votre peau est accéléré par une série de mauvaises habitudes que vous pouvez corriger : le tabac, l'exposition prolongée au soleil, l'alimentation déséquilibrée, le manque d'hydratation, se coucher maquillé, mal nettoyer sa peau, les traumatismes de la peau comme tirer dessus en se maquillant, faire des aller-retour avec les pinceaux sur les paupières...

AVOIR UNE BELLE PEAU GRÂCE AUX PRINCIPES ACTIFS

Pour avoir une belle peau grâce à différents soins et sérums, il faut tout d'abord bien connaître votre type de peau, mais également ce que vous souhaitez améliorer. C'est en fonction de ce que vous souhaitez traiter que vous allez choisir vos produits. Avant tout achat de crème ou de sérum, il faut vérifier sa composition. Cela permet d'être sûr que les principaux actifs qui sont dans votre soin sont les plus appropriés soit en prévention soit pour soigner vos problèmes de peau. Souvent nous nous laissons influencer par les sirènes du marketing, les publicités à la télé ou sur les réseaux sociaux avant d'acheter nos produits. Mais honnêtement les beautistas, qui d'entre vous se préoccupe des principaux actifs qui composent le soin que vous achetez ? Je ne vous jette pas la pierre, pas du tout ! J'ai longtemps été comme vous. J'ai acheté mes sérums et mes crèmes en fonction de ce que je voyais à la télé et toutes les publicités alléchantes : super crème antirides! Super sérum anti-boutons! Mais désormais vous n'aurez plus d'excuses, je vais vous expliquer ce que sont les principaux actifs et vous dire quels sont ceux que vous devez rechercher dans les soins et sérums que vous allez désormais acheter.

Mais avant de se lancer dans les explications, une petite définition s'impose. Qu'est-ce qu'un principe actif : il s'agit de molécules contenues dans un médicament ou dans un soin qui possèdent des vertus préventives ou thérapeutiques. Vous avez compris ? En clair j'ai un problème : par exemple j'ai des boutons. Comment le soigner ? Je dois rechercher le principe actif le plus efficace pour vaincre ce bouton.

Voilà, j'espère que vous avez compris les filles! Maintenant je vais vous lister les principaux actifs qui sont bénéfiques soit en prévention soit de façon thérapeutique en fonction de vos besoins.

ORDONNANCE BEAUTÉ

Allô docteur j'ai des boutons :
 Le zinc /L'acide salicylique /La niacinamide

Allô docteur j'ai la peau sèche :
Provitamines B5 /L'acide hyaluronique/Les huiles : jojoba, karité, etc.

Allô docteur j'ai des rides :
Resvératrol/Acide férulique/L'acide hyaluronique/Rétinol

Allô docteur j'ai le teint terne :
Vitamine C

Allô docteur j'ai la peau grasse :
Acide glycolique/Menthe poivrée

Allô docteur j'ai la peau qui se relâche :
Rétinol

Allô docteur j'ai les pores dilatés et des points noirs :
Acide glycolique/Acide Azélaïque

Maintenant vous avez toutes les armes pour choisir vos produits de beauté alors GO!

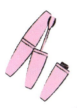
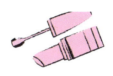

UNE FEMME QUI SE COUPE LES
CHEVEUX EST UNE FEMME QUI
S' APPRÊTE À CHANGER DE VIE
COCO CHANEL

CHAPITRE 2 LE MAKEUP

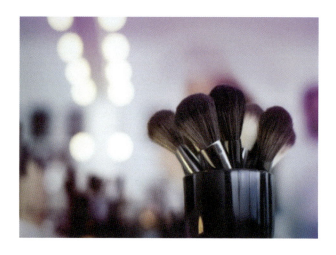

COMMENT FAIRE SON TEINT

Alors, comment vous dire les filles ? Le fond de teint c'est la base ! C'est la solution pour camoufler les imperfections et unifier le teint. C'est un peu comme les filtres sur les réseaux sociaux. Tout à coup, votre peau et votre teint sont juste parfaits. Cependant attention ! Si le fond de teint peut être votre allié beauté numéro 1, il peut également avoir l'effet inverse, vous plomber le teint et vous donner grise mine. Vous n'avez jamais remarqué Gislaine la vilaine ? Elle a comme du plâtre sur le visage ! Et quand elle sourit OMG ! C'est pire : on dirait l'écroulement d'un bâtiment ! Et non ce n'est pas en raison de son âge, parce que sans maquillage franchement, elle n'a pas beaucoup de rides. Le problème de Gislaine c'est qu'elle n'a pas choisi la texture de fond de teint la plus flatteuse pour elle, ben non elle n'a pas lu ce guide :). Et la femme de Boss, vous avez remarqué ? Elle est toute orange… et juste le visage parce que son cou lui, il est blanc comme un linge… parce quelle n'a pas choisi la bonne teinte.

Et vous ? Vous êtes Team plâtre ou Team Orange is the new black ?
Bon, moi je suis Team j'ai tout essayé et je vais vous donner les bonnes astuces pour ne pas ressembler à un château en ruines ou à une carotte !

Tout d'abord, il convient de connaître les différents types de fond de teint pour savoir lequel sera le mieux adapté à votre type de peau. Le maquillage c'est comme les vêtements, il y a ceux qui vous mettent en valeur et ceux qui vous désavantagent.
Nous allons faire un tour d'horizon des types de fond de teint.

Les différentes textures :

FLUIDES

Les FDT fluides sont faciles à appliquer, ils sont hydratants et matifiants. Ils conviennent à tous les types de peaux et à privilégier par les peaux sèches ou les peaux matures (Gislaine aurait dû opter pour un FDT fluide :).

MOUSSE

L'application est plutôt aisée. C'est une texture à privilégier par les peaux mixtes et grasses. Le fond de teint est aéré tout en étant couvrant, idéal pour les peaux à problèmes.

COMPACT & STICK

Le FDT est velouté, très couvrant et matifiant, c'est le fond de teint idéal pour les peaux grasses. À éviter absolument par les peaux sèches ainsi que les peaux matures.

CRÈME TEINTÉE

C'est le must pour les peaux matures, car il ne marque pas les ridules. Mais également pour les peaux ternes, car il leur donne bonne mine et enfin pour les peaux sèches parce qu'il n'assèche pas.

Maintenant que vous savez quelle texture de fond de teint vous convient, nous allons voir comment choisir la couleur.

TONS ET SOUS TONS

Il est difficile de s'y retrouver dans la jungle des tons :)

Pour vous expliquer simplement, il y a deux tons :

Clair : facile! Pour les peaux claires :).

Foncé : les fonds de teints foncés sont pour les peaux foncées si vous avez la peau claire et que vous prenez un ton foncé vous ressemblerez à la femme de Boss et son teint carotte :).

Une fois que vous avez dirigé vos yeux vers le ton qui correspond à votre couleur de peau vous allez constater qu'il y a des sous-tons…

Mais d'abord qu'est-ce que le sous ton???

Le sous ton est une nuance de votre peau : sous ton froid, neutre ou chaud. Si vous vous êtes déjà demandé pourquoi votre fond de teint a viré au gris ou au jaune en journée, c'est parce que vous n'avez sans doute pas choisi le sous-ton qui correspond au vôtre.

Compliqué me direz-vous? Pas tellement, accrochez-vous les filles!

Si votre teint tire vers le jaune, doré = sous ton chaud

Si votre teint tire vers le rosé, rouge, bleuté = sous ton froid

Si vous ne vous rangez dans aucune catégorie = vous êtes neutre :)

Pour vous aider un peu, scruter vous le matin au réveil quand vous avez bien la tête dans le… vous être plutôt jaunâtre? Ou rose comme un bébé ou bleu comme un cadavre?

Une fois que vous avez trouvé : Hallelujah! Et bien c'est simple la grande majorité des marques de cosmétiques ont eu la bonne idée de penser à Beautista! Avec chaque indice de teinte les marques indiquent W pou warm (chaud pour celles qui auraient séché les cours d'anglais :). N Pour neutral (il faut vraiment que je vous traduise Neutral?) et C pour cold pour les teints froids.

La théorie étant finie, comment fait-on en pratique?

Une fois que vous avez sélectionné la bonne texture, la bonne teinte, le bon sous ton (bac +15 pour un fond de teint, je vous le dis!), vous appliquez une goutte sur votre mâchoire. Si le fond de teint se fond : BINGO vous avez gagné… le droit de passer à la caisse!

Si on le voit, donc qu'il se démarque et bien c'est que vous n'avez rien compris de toute mon explication!!! :) Non allez je plaisante, on recommence avec un autre, vous allez y arriver. Si vous êtes déjà maquillée, essayez sur votre cou ou votre main, si ils ne sont pas plus bronzés que votre visage.

Pour finir : l'application.

Si vous utilisez un pinceau, on met quelques gouttes sur le visage et on étire avec le pinceau. On étire du centre vers l'extérieur.

Si vous utilisez une éponge : on tapote jusqu'à ce qu'il n'y ait plus de traces.

Et pour finir si vous utilisez vos doigts (beurk) : allez donc vous laver les mains ! Non je vous taquine, vous avez le doit d'être cracra 😉 : on étire comme avec le pinceau (bon allez quand même vous laver les mains sinon vous allez en mettre sur les belles feuilles du contrat que vous alliez donner à votre client ou pire au feed-back que Boss attend de pied ferme à 9 heures pétantes sur son bureau). Il va se demander : «c'est quoi ces taches brunes en haut de la feuille, c'est son marmot qui a tripoté mon feed-back après son petit-déj?».

CAMOUFLER SES CERNES

Je vais vous livrer les secrets pour masquer ces vilaines marques de fatigue, vous savez ces killers de bonne mine qui vous valent certains jours ou souvent ces « oh là là tu as l'air fatigué » de votre collègue bienveillante Gislaine qui vous inspecte chaque jour avec ses yeux lasers détecteurs de failles!

Des anticernes j'en ai essayé des tonnes et des tas. On va dire que les cernes sont la plus grande bataille de ma vie :). J'en ai sélectionné 4 pour vous aider à trouver celui qui clouera le bec de vos inspectrices de failles :).

Mais avant de vous parler de ces anticernes, petit tuto sur son application.

Avant d'appliquer votre anticerne, il faut IMPÉRATIVEMENT hydrater votre contour des yeux.

Prenez une noisette de votre crème contour des yeux, mettez quelques points de l'intérieur vers l'extérieur, tapotez en effectuant quelques pressions cela permettra une bonne irrigation de votre canal lymphatique et atténuera la couleur voilette ou marron de votre cerne. Puis étirer légèrement pour ne pas friper la peau.

Ensuite vous avez deux options :

1/Appliquer un primer (base de maquillage) avant votre anticerne.

2/ Appliquer un fixateur de maquillage après ou encore une poudre libre.

Ensuite, appliquer de la même façon votre anticerne, surtout en ayant la main légère pour ne pas vous retrouver avec des paquets sous les yeux qui masquent bien certes, mais qui finissent par filer dans les ridules (les plus de 35 ans comprendront de quoi je parle :). Vous pouvez aussi poudrer pour que l'anticerne tienne à condition de ne pas avoir trop de ridules au risque de les marquer davantage. L'idéal étant pour les plus de 35 ans de fixer avec un spray fixateur de maquillage après.

Les anticernes que j'ai testés :

1/Double Wear anticernes zéro défaut d'Estée Lauder :
Présentation : Pinceau mousse, plusieurs teintes possibles. Essai avec le n° 2 Light Médium. Facile d'utilisation, je peux appliquer mes points directement sur le dessous de l'œil. Texture crémeuse, se fond parfaitement sur la peau. Avantages : Ne file pas dans les ridules et tient très longtemps dans la journée, rafraîchit vraiment le regard.

2/ Nars Radiant Creamy Concealer :
Présentation : Pinceau Mousse, teinte médium ginger 2.
Avantages : Ne file pas dans les ridules, très bonne couvrance.

3/ La Touche magique de L'Oréal :
Essai : Golden Honey
Présentation : Pinceau, il faut tourner pour délivrer le produit. Je peux également l'appliquer directement sur ma peau. C'est comme la touche éclat d'Yves St Laurent pour les beautistas avertis, mais en moins luxueux.
Avantages : Éclaire le dessous de l'œil, ne file pas dans les ridules, couvre plutôt bien.

4/ Effacernes longue tenue de Lancôme
J'ai testé le n° 3 beige Ambre.Pour moi le meilleur avec le Double Wear d'Estée Lauder. Présentation : tube crème comme un fond de teint. L'application n'est pas évidente, car la texture est assez épaisse, mais l'avantage c'est qu'il masque bien.
Avantages : Couvrance, tenue il tient ses promesses.

✨ le petit secret de beautista : Je mixe un peu de Double Wear et de Effacernes, ça me fait un anticerne personnalisé et parfait pour moi.

COMMENT SE MAQUILLER COMME UNE PRO AVEC UN PETIT BUDGET

Il y a quelque temps, j'ai séjourné à Paris auprès de ma famille où j'ai passé des heures à parler makeup avec mes nièces aussi addicts que moi : quel bonheur! Étant étudiantes, leur budget n'est pas extensible, elles m'ont donc inspiré pour chercher des idées et permettre à toutes de se maquiller comme une pro sans se ruiner. Je vous passe les étapes indispensables d'hydratation avant le maquillage (toujours une crème les filles OK ?) et le passage obligatoire du démaquillage avant de se coucher (ne pas se démaquiller = peau fripée dans quelques années, ça fait peur n'est-ce pas?).

J'ai donc établi un budget avec des produits à effet bluffant, mais à petits prix. Il faut savoir que j'ai délibérément choisi les marques les plus abordables et heureusement parce qu'en faisant le total j'ai déjà eu bien froid dans le dos voyant les sommes astronomiques que j'ai pu dépenser en makeup et accessoires… j'espère que Jules ne lira pas ce passage :).

Au préalable, j'aimerais attirer votre attention sur les coûts, en surfant sur le web pour retrouver le prix des produits j'ai constaté des écarts entre les parfumeries, alors n'hésitez pas à comparer!

Il existe également des sites en ligne qui proposent des produits de marques connus à des prix très attractifs, les plus connus étant : cosmechic, Feelunique… (Je précise, je n'ai aucun partenariat avec ces sites ni avec les marques que je conseille).

Pour vos accessoires : J'ai testé les éponges et pinceaux que l'on retrouve sur les sites chinois, tous ne se valent pas. Pour les éponges je n'ai pas trouvé d'équivalent à la Beauty blender qui offre un excellent rapport qualité/prix. Pour les pinceaux certains bons prix sont de qualité notamment chez Primark. Je vous conseille de toujours utiliser des pinceaux pour vous maquiller, le rendu est plus joli, vous n'aurez pas de démarcations et détail non négligeable vous n'en aurez pas plein les doigts! J'ai commandé mes pinceaux pour 26 euros, mais j'ai eu 10 ronds et 4 éponges pour ce prix, il y a en a de moins chers si vous n'en voulez que quelques-uns : Pour le makeup qui suit il faut compter un budget total de : 64,11 euros.

On commence par le teint :

– BB crème Garnier : (toujours choisir la teinte qui ressemble à votre teint réel), pour quelques euros de plus si vous pouvez vous le permettre je vous conseille la BB crème Erborian, elle donne un fini d'une perfection à tomber je l'adore! En revanche si vous avez des imperfections : boutons, tâches… passez votre chemin elle est peu couvrante.

Ensuite on passe aux yeux :
- Anticerne KIKO focus concealler : (comme je disais à ma nièce) si vous n'avez pas de cernes, vous zappez cette étape, il est inutile de charger votre peau.
- Eyeliner : celui-là est de loin mon préféré et j'ai testé des tonnes d'eyeliner! Superliner L'Oréal : sur le site de… LA Redoute!!! Sérieusement, la Redoute vend aussi du maquillage.
Mascara : KIKO c'est les meilleurs en mascara!!! Ils sont tous top moi j'utilise le False Lashes Curling top coat.

Ensuite, on réchauffe le teint après avoir posé la base, les fondations en quelque sorte :)
Bronzer : Glam Bronze L'Oréal, l'idéal étant la Terracotta de Guerlain, mais qui est beaucoup plus cher. Le bronzer ne s'applique pas sur tout le visage, non, non les filles sinon vous risquez de ressembler à votre toast resté trop longtemps dans le grille-pain!

Pour les joues, on la joue baby doll (petite poupée de soie).

– Blush KIKO : ils sont juste magnifiques, j'ai testé dernièrement le Blending Wave Multicolor : pour quelques euros seulement ! mais vous pouvez prendre n'importe quelle teinte, leurs pigments sont sublimes.

Pour celles qui aiment mettre du rouge à lèvres :
Rouge à lèvres KIKO encore, à vous de voir quelle couleur vous va le mieux, les moins chers en parfumerie.

Et on remonte jusqu'aux sourcils, épilés bien sûr ! Sinon c'est comme si je vous défiais de maquiller le Yéti 😜.

Kit sourcil : mascara gel eyebrow designer : idem quand on a de beaux sourcils on zappe cette étape.
Les filles par pitié, si vous sourcils sont jolis ne les teignez pas ! C'est quoi cette mode gros sourcils foncés ? Et puis dans quelques années le résultat ? Beurk... Angry Bird sort de ce corps !

Pour finir en beauté son makeup, on fixe le tout avec le spray Face Makeup Fixer encore de chez KIKO.
Personnellement, je n'aime pas les poudres (hormis la Laura Mercier) je trouve qu'elles figent la peau et à éviter après 35 ans... les plus de 35 ans comprendront pourquoi 😅.

Avec un budget de 64 euros, vous avez un maquillage complet et un investissement dont vous allez profiter pendant plusieurs mois. De plus, il y a des étapes que vous pouvez éviter, certaines d'entre vous ne mettent pas de RAL, mais juste un baume à lèvres, d'autres ne dessinent pas leurs sourcils, certaines n'ont pas de cernes, d'autres ont la peau trop claire et ne mettent pas de bronzer donc chacune devrait s'en tirer pour 50 euros maximum pour quelques mois.

Pour un beau maquillage, il faut surtout avoir la peau bien hydratée, utiliser des éponges ou pinceaux, sachant que j'ai une préférence pour la beauty blender pour à la fois le fond de teint et l'anticerne avec la pointe de l'éponge. Je ne poudre pas, mais je fixe ou à défaut j'applique une base de teint avant de me maquiller.

Avant 30 ans, vous n'avez normalement pas de problème de maquillage qui file dans la journée donc inutile de vous ruiner en fixant, en base de maquillage ou en poudre.

N'oubliez pas que votre visage c'est votre carte de visite, c'est ce que l'on voit en premier lorsque l'on vous regarde, préservez-le! Embellissez-le tant que vous le pouvez et bichonnez-le en le démaquillant.

N'oubliez pas de l'abreuver, donnez-lui à boire et offrez-lui un masque une fois par semaine.

En adoptant toutes ces astuces, vous devriez garder une belle peau longtemps.

COMMENT CHOISIR SON ROUGE À LÈVRES

Dites-moi, combien de rouge à lèvres avez-vous acheté et laissé trôner sur votre coiffeuse sans le mettre plus d'une fois ? Plusieurs ? C'est bien ce qui me semblait :). Et pour cause, souvent on ne sait pas choisir son RAL, on craque sur une couleur puis une fois acheté on ne remet plus le rouge à lèvres, car on se rend compte que la couleur ne nous va pas si bien que cela finalement. Plusieurs facteurs sont entrés en compte le jour de notre achat : la couleur de la tenue que l'on portait ce jour-là, le teint que nous avions, notre mine, notre humeur… vous aviez craqué sur le dernier rouge de chez Chanel que portait si merveilleusement bien Ambre de la com, mais malheureusement quand vous le mettez ça ne fait pas du tout, mais alors pas du tout le même effet. D'ailleurs la bonne Gislaine vous a fait la remarque, quand elle vous a croisé devant la salle de réunion :

– Oh là là Beautista si je peux me permettre (euh non tu ne peux pas, mais je me doute que tu n'attendras pas mon aval pour asséner ton petit commentaire) le rouge pétant ne te met pas en valeur je trouve, hein Chloé ? Tu ne trouves pas que ça lui fait un teint jaunâtre?
– Non sans blague?
Pas de panique, avec quelques petites astuces, vous devriez pouvoir choisir dorénavant votre RAL comme une vraie pro et clouer le bec de Gislaine la vilaine!

Tout d'abord vous devez tenir compte de votre teint et de votre couleur de cheveux. Ensuite, vous pouvez également jouer sur la couleur de votre tenue vestimentaire. Personnellement, je tiens d'abord compte de «mes couleurs», pour la tenue je préfère misez sur le duo vernis/tenue.

Quelques conseils pour choisir la couleur de son rouge à lèvres :
– Les teints chauds (peaux mates, bronzées, noires) seront mis en valeur avec : les bruns, cafés, oranges, caramels, taupes et nudes.
– Les teints froids (peaux claires) préfèreront : les roses, pêches, mauves, et les nudes bien sûr.

*Astuces makeup :
 Si vous utilisez des couleurs sombres : elles amincissent les lèvres donc redessinez-les avec un contour.
Les RAL pâles font des lèvres plus rebondies!
Par chance un beau rouge va aussi bien aux peaux claires que mattes, donc pas de jalouses!

Quelques conseils pour choisir la texture de son rouge à lèvres :

C'est selon vos goûts d'abord, sachant que l'été il vaut mieux privilégier les gloss : plus légers que les rouges ou encres à lèvres, ils sont aussi conseillés si vous avez souvent les lèvres gercées, car le gloss ne file pas dans les gerçures contrairement au RAL (rouge à lèvres).

– Les brillants hydratent et donnent du volume aux lèvres.
– Les encres à lèvres tiennent longtemps et ne partent pas lorsque l'on mange, que l'on boit, etc. D'ailleurs la marque NYX en fait de très bons en termes de tenue.
– Les mats : très couvrants et durables, mais ils ont tendance à dessécher les lèvres, pensez à bien hydrater avant et après le démaquillage.

– Les métallisés : les réserver pour les soirs, car très brillants, ils sont pleins de pigments c'est pourquoi ils reflètent beaucoup la lumière, idéal pour les grands soirs.

– Les gloss : pour un effet mouillé en revanche ils nécessitent plusieurs retouches. Ils peuvent servir d'effet glossy sur un RAL, à ne mettre qu'en petite touche au milieu de la lèvre pour un effet sexy.

– Les satinés : faciles à appliquer, doté d'un beau fini, il faudra remettre du RAL, car ils ne tiennent pas toute la journée, c'est un bon choix pour les peaux matures à mettre avec un contour.

Pour finir, pour une belle bouche il faut :

1/ Hydrater!

2/ Appliquer une base (un fond de teint clair fera l'affaire)

3/ Dessinez le contour avec un crayon pour jouer sur le volume et ça aide aussi pour les femmes qui comme moi qui ne savent pas colorier sans dépasser! Posez votre RAL embrassez un mouchoir ou la joue de Jules :)

4/ Étape final : Poudrez et vous êtes ready !!!

Voilà mes beautistas, en appliquant ces conseils vous ne devriez plus acheter des RAL pour décorer vos tiroirs et Gislaine la vilaine ne pourra plus vous dire quoique ce soit sur votre ral.

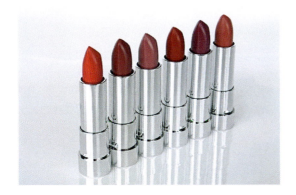

MAQUILLAGE WATERPROOF POUR JOUER LES SIRÈNES SUR LA PLAGE

Dans quelques jours, quelques heures, quelques semaines ou quelques mois, vous serez à la plage ou au bord d'une piscine en train de jouer les sirènes au bord de l'eau en sirotant votre cocktail préféré. Chaque été c'est le même stratagème : vous sortez de votre chambre d'hôtel en mode « je rase les murs » : teint cadavérique, cernes et cheveux façon « j'ai mis mes doigts dans la prise ». Vous trouvez l'astuce en enfilant de grosses lunettes noires et priez pour ne pas croiser Boss, sa femme Éléonore et leurs adorables jumeaux Charles-Edouard et Sixtine en mode tirés à quatre épingles dans le même club que vous (pas de chance) ou pire... Ambre, la belle blonde qui bosse à la COM' au 5e toujours bombasse même sans makeup et cheveux humides!

Sinon? vous aussi, vous sortez en mode bombasse! Et pour cela il suffit de quelques astuces.

Pour vos cheveux, on les plaque, on fait un chignon ou une queue de cheval. On mouille et plaque bien le tout, puis on sort en mode «j'ai des cheveux au top même à la plage» même si tout cela n'est qu'une illusion d'optique n'est-ce pas les filles? 🤣

Pour votre visage optez pour le maquillage waterproof, avec leurs formules de plus en plus élaborées n'ayez crainte : j'ai testé ça marche !!!

Pour le teint : soit vous êtes une adepte du fond de teint et là vous pouvez miser sur :
– Superstay 24 h de Gemey Maybelline qui promet une tenue même sous l'eau!
Soit, vous êtes Team jamais de fond de teint à la plage et là vous faîtes comme moi vous misez sur un peu d'autobronzant que vous appliquez

quelques jours avant le jour J à la plage histoire de ne pas ressembler à blanche neige restée coincée 3 jours dans la machine à lavée… En plus, cela permettra à votre peau de respirer et puis l'idée du fond de teint dans la piscine où je me baigne, je ne sais pas vous, mais moi ça m'écœure quelque peu.

Pour vos yeux de biche :
Les meilleurs produits waterproof sont chez Makeup For Ever avec toute une gamme Aqua (crayon, liner et mascara)
Dans une autre gamme de prix : eyeliner, mascara waterproof de la marque Sephora.

Et pour les adeptes du rouge à lèvres : Vernis à lèvres d'Yves St Laurent.
Je trouve que du rouge à lèvres dans la piscine ce n'est pas très glamour, mais du rouge à lèvre waterproof peut être très utile lors d'une longue journée de mariage par exemple. Vous êtes sûre de garder votre rouge à lèvres jusqu'au bout de la nuit.
Avantage du waterproof : on vous reconnaît! que vous soyez au bord de la piscine ou le soir sur le dance floor, vous voyez ce que je veux dire les filles?

COMMENT BIEN DESSINER SES SOURCILS

Ces dernières années on a vu débarquer sur Instagram et YouTube une armée de It Girl aux sourcils noirs et épais type Angry Bird l'oiseau toujours énervé, vous voyez le tableau? Les filles se font tatouer les sourcils. Je n'y ai jamais songé à vrai dire pour plusieurs raisons :

1/Je ne trouve pas cela joli.
2/ Elles se ressemblent toutes, un peu toutes clonées…
3/ Je suis trop douillette pour le tatouage
4/ Et dans quelques années comment sera la peau… et quand ça ne sera plus à la mode?

Donc pour ma part, je me contente de maquiller légèrement mes sourcils avec un kit. J'ai testé le kit à sourcils de chez Kiko.
Mais pourquoi un kit à sourcils me direz-vous?
Et bien je me suis posé la même question que vous! En me baladant sur le net, je voyais régulièrement des filles très bien maquillées, mais avec des sourcils très foncés. Je me disais «c'est dommage elle est bien maquillée, mais ses sourcils c'est too much!».
Puis, un jour après avoir épilé mes sourcils «ouch ça fait mal» je me suis dit : allez j'essaie de faire mumuse avec un crayon et je vais dessiner par-dessus mes sourcils. Je les ai coiffés en arc puis j'ai passé un crayon brun dessus. Franchement « wouah » c'était très beau!!! Cela donnait un rendu bien fini.
J'ai donc cherché un vrai kit de pro à petit prix :) et je suis tombé sur ce petit kit de chez KIKO.
Il se présente dans un joli boîtier noir, très raffiné. À l'intérieur vous avez un miroir pour vous permettre de bien voir ce que vous faites. Vous avez 3 teintes. La teinte foncée est une cire pour vous aider à fixer la poudre. Les 2 autres teintes servent à poudrer et colorer vos cils (j'ai pris brun parce que

foncé je trouve ça trop marqué). Vous avez une brosse pour coiffer vos sourcils, un pinceau biseauté pour appliquer la cire et la poudre et pour finir une mini pince à épiler. J'ai testé le kit est top!

Au début la cire n'avait pas l'air de tenir donc j'ai humidifié le pinceau, ensuite j'ai appliqué les 2 teintes de poudre puis j'ai coiffé.

Pour un joli tracé il faut respecter la règle des 2/3 1/3 et le pinceau qui part de l'arête du nez.

Le kit coûte un peu moins de 10 euros. Il faut tracer un léger trait en dessous du sourcil et remplir là où vos poils sont clairsemés. Ensuite vous coiffez et vous fixez le tout. C'est très joli, depuis que je le fais je remarque tout de suite la différence quand je ne fais pas mes sourcils : je me sens «brouillon» comme quand vous sortez de chez vous décoiffé.

Vous pouvez prendre n'importe quel kit évidemment, le tout est de respecter la couleur de vos sourcils, ne prenez pas une couleur beaucoup plus foncée que vos sourcils.

J'aime beaucoup également celui de bénéfit : my brow pencil dans un autre budget, il est composé d'une brosse d'un côté et d'un crayon de l'autre côté.

COMMENT RÉUSSIR SON TRAIT DE EYE-LINER

Les femmes ont 3 armes de guerre qui peuvent servir soit pour conquérir (si vous voyez ce que je veux dire :) soit pour détruire (vous vous souvenez de Gislaine la super collègue qui est toujours là pour vous faire remarquer qu'aujourd'hui vous avez l'air fatiguée?).

Alors ces 3 armes sont dans le désordre :

– les yeux
– les cheveux
– le sourire

Oui enfin, les hommes vous en citeront sans doute 3 différents :). Pour l'heure, nous nous focaliserons sur vos atouts du visage uniquement :).

Nous allons aborder le sujet délicat de la technique pour appliquer de l'eyeliner.

Certaines d'entre vous utilisent un crayon. Pour ma part je n'utilise que l'eyeliner. Je vais donc débriefer sur les tests que j'ai effectués :

Sur le Banc d'Essai :

– Super Liner Duo précision de L'Oréal : mon chouchou de toujours, c'est un feutre biseauté qui vous permet de travailler le tracé, vous pouvez le faire fin sur le coin interne de l'œil puis l'épaissir. Excellent rapport qualité prix.

– Aqua Liner de MUFE : pour moi un flop, je ne rachèterai pas, pointe trop fine.

– Liner express de Gemey Maybeline : ce liner a longtemps été mon favori, facile d'application je le conseille aux débutantes, beau tracé, économique. J'aime beaucoup celui-ci, il vaut bien le L'Oréal si ce n'est qu'en ce moment j'utilise le L'Oréal, car je peux jouer sur le tracé.

Dans les produits de parfumerie :

– Artliner de Lancôme : encore un feutre, un très beau rendu, en revanche il faut bien manier le liner je ne le trouve pas simple à appliquer.

Maintenant que vous avez des pistes de réflexion sur le choix de votre « outil», nous allons attaquer la technique :

Vous avez deux possibilités soit vous tirez avec votre index légèrement sur la paupière supérieure, soit vous l'appliquez à main levée.

Toujours commencer par le coin interne de l'œil.

Tracer un trait léger et fin du coin interne jusqu'au milieu de l'œil.

Ensuite, reprenez le tracé en montant légèrement comme pour faire une virgule.Tracer un trait du coin externe de l'œil pour rejoindre le haut de la virgule.«Colorier» le triangle ainsi formé sur le coin externe de l'œil.

J'ai vu beaucoup de Youtubeuses beauté commencer par tracer la virgule du coin externe en premier. Personnellement, je porte du eyeliner depuis que j'ai commencé à me maquiller et j'ai toujours commencé par le coin interne. Vous pouvez ensuite repasser pour épaissir le trait selon vos goûts. Il y a des beautistas qui commencent le trait de liner par le milieu de la paupière. Il m'arrive de faire l'un ou l'autre sans trop y faire attention, car j'ai des décennies de pratique, peut-être que cette technique sera plus accessible aux débutantes. Si vous préférez commencer par le milieu, partez vers le coin externe, terminez l'extérieur de votre œil puis revenez du coin interne vers le milieu.

Le liner était à la mode dans les années 70, depuis, il n'a cessé d'être disponible dans ces différentes formes (feutre, liquide, poudre…) dans les étalages des rayons des grandes parfumeries. Il donne ce côté baby doll à la Bardot ou un côté plus rock à la Amy Winehouse.

COMMENT AVOIR DE LONGS CILS

Vous rêvez de longs et beaux cils ? Pas de soucis avec tous les mascaras ingénieux qu'il y a sur le marché vous aurez toutes de longs cils : Éva Longoria n'a qu'à bien se tenir : vous voilà!!!

Avant tout, sachez que vous pouvez accélérer la longueur de vos cils avec quelques petites astuces. La première astuce qui est gratuite et naturelle est d'appliquer chaque soir avant de vous coucher de l'huile de ricin. Cette huile a l'avantage de favoriser la pousse des cils, mais aussi des cheveux et des ongles. Il faut l'acheter naturel et 100 % bio. Vous trouverez de l'huile de ricin dans les boutiques bio et dans les hypermarchés au rayon bio et produits naturels. Vous en prélevez sur vos doigts et l'appliquez sur vos cils. Vous verrez c'est très efficace!

Vous pouvez également acheter un produit cosmétique d'aide à la pousse des cils comme le Lipocils de Talika disponible en parfumerie, mais c'est un tout autre budget.

Ensuite vous pouvez jouer avec un bon mascara :

Petit tour de mes mascaras préférés :
Sachez que j'ai essayé de grandes marques et des marques de grandes surfaces, ce n'est pas le prix qui fera la qualité, mais vraiment la brosse.

Gemey Maybeline : Le jaune colossal et le rose effet faux cils : j'ai adoré les 2 et m'amuse souvent à passer de l'un à l'autre.

Dior : Mes chouchous!!!! L'Iconic et l'Iconic overcurl : je ne peux plus m'en passer, le 1er allonge le cil, le second le recourbe de façon très glamour.

Kiko : Luxurious Lashes : j'adore la brosse de ce mascara il allonge également le cil de façon très naturelle.

Too Faced Even Better Than Sex : l'un de mes favoris également, il recourbe merveilleusement bien les cils.

Vous pouvez également opter pour les mascaras fibres. Vous avez deux embouts, l'un avec le mascara et l'autre avec des fibres. Ces mascaras sont très efficaces à condition de bien choisir la marque. L'Oréal en a de bonnes qualités dans la gamme Fiber qui ne laissent pas de résidus de fibres qui tombent sur vos joues en journée. Vous passez d'abord votre mascara puis une couche légère de fibres en bout de cils principalement. Vous repassez le côté mascara pour sceller les fibres et le tour est joué !
Si vous préférez un mascara classique, voici quelques astuces à connaître :
Avant de choisir une brosse, identifiez bien vous souhaits. Que souhaitez-vous? Une brosse qui recourbe vos cils, car les vôtres sont trop droits? Une brosse qui sépare bien vos cils parce qu'ils sont trop épais et collés? Une brosse qui les allonge, car ils sont trop courts?

Ordonnance beauté :
Cils courts : Brosse large ou brosse boule
Cils droits je veux les recourber : brosse recourbée
Cils clairsemés, pas de volume : brosse cône ou sapin

Et si je veux tout à la fois : volume, courbure et longueur? Je prends une brosse trisphères (3 boules).
Une fois la brosse choisit, vous commencez par utiliser la pince recourbe-cils. Vous pincez les cils 2 minutes. Ensuite, vous appliquez votre 1er mascara. Pour ma part je commence par le Diorshow Iconic, j'applique plusieurs couches. Ensuite j'attends 1 minute et je repasse mon 2e mascara le Luxurious Lashes de Kiko. Le tour est joué! Vos cils sont dignes d'une star

sauf que vous, vous n'avez pas mis de faux cils donc pas de risque qu'ils ne tombent dans votre assiette devant Jules médusé.

Vous n'avez plus qu'à réveiller la Longoria qui est en vous!!!

LE MAQUILLAGE QUI SE FAIT LA MALLE OU LE SYNDROME DE CENDRILLON

Il était une fois, une jolie princesse qui se prénommait Beautista. Elle avait un brushing impeccable avec quelques boucles, un beau teint, un maquillage parfait, des joues blushées d'un rose chatoyant et des yeux ornés de liner, du mascara et des cils qui montaient jusqu'au ciel. Un soir, alors qu'elle dansait sur la piste du bal avec son beau prince Jules, les douze coups de minuit sonnèrent et le maquillage disparut. Affolé devant ce beau visage devenu si pâle, le prince s'enfuit en courant!!!

Vous la connaissez bien cette histoire ? Le makeup qui se fait la malle au bout de quelques heures :).

Pour garder votre makeup bien accroché à votre petit minois je vais vous parler de produits magiques : LES FIXATEURS de makeup ou base de teint (les frimeuses vous diront ah c'est du primer what! et les POUDRES.

Get Up , Make-Up , Make-up for all life ! Pour garder votre makeup toute la journée ou la soirée vous avez 2 options selon vos goûts : les fixateurs ou les poudres qui se posent après avoir fini son maquillage, et les bases de maquillage qui quant à elles se portent avant.

Petit tour des produits que j'ai testés :

MUFE (makeup for ever) Primer High Definition : c'est un primer [oui je frime], une base de teint à appliquer avant le makeup pour qu'il tienne toute la journée, le plus difficile étant de choisir la couleur parce qu'il y a plusieurs teintes selon les défauts que vous souhaitez corriger. Personnellement, j'ai essayé le beige et le neutre, je n'ai pas vu la différence entre les 2, mais c'est une bonne base de maquillage. Elle permet un bon maintien, mais je dirais sur une demi-journée.

KIKO : Poudre invisible : Elle est superbe ! elle matifie et fixe bien le maquillage, passer avec un gros pinceau avec de la poudre sur le visage, faire bien attention de ne pas trop en mettre, car elle est blanche, ensuite elle disparait, devient invisible... attention aux ridules, car ça marque un peu plus. Pour les peaux jeunes : parfaite!

MAC : Base lissante : celle que je viens d'acheter et bien la bonne surprise c'est que je trouve qu'elle lisse effectivement les ridules (bon elle ne les efface pas, faut pas rêver non plus, mais c'est pas mal), elle fixe bien le maquillage, mais un peu difficile à appliquer, elle colle bien à la peau.

L'Oréal Studio secret : j'adore, elle est toute douce et lisse la peau. Elle vous fait un beau visage, en revanche à la fin de la journée j'ai remarqué qu'elle sèche et fait de petits pâtés blanchâtres sur le contour des yeux donc attention à ne pas en mettre trop comme j'ai dû le faire. J'ai également rapporté de mes voyages de Londres un petit bijou de la marque Pixi le Makeup fixing mist qui est génialissime! Non seulement il fixe le maquillage, mais surtout il vous laisse un effet glowy sur la peau comme si vous aviez appliqué de l'highliter. L'odeur n'est pas top, mais l'efficacité est là.

Je terminerai avec mon chouchou

 Urban Decay All Nighter : mon préféré, après le maquillage on s'asperge avec en fermant les yeux, et le maquillage est fixé et matifié ! Certaines l'utilisent avant le makeup, normalement c'est après. Moi, j'applique le primer de MUFE avant le makeup puis l'UD après le makeup ou l'Urban Decay avant puis après le makeup je poudre avec la KIKO invisible powder. Oui, je fais des mélanges :), mais ça marche. Voilà les beautistas avec ces astuces vous pourrez danser bien après minuit sans faire fuir le Prince.

COMMENT FAIRE UN CONTOURING DE STAR

Le contouring, la belle Kim Kardashian en raffole, mais késako???

Le contouring consiste à réaliser un jeu d'ombres et de lumière sur le visage afin de sculpter ce dernier. Vous pouvez réduire un nez imposant, redonner du volume à vos joues, cacher vos cernes… ABRACADABRA c'est parti pour la leçon de magie!

Pour cela vous allez vous munir de 2 produits :

1/ Un Highlighter, autrement dit un enlumineur : vous pouvez utiliser la fameuse touche éclat de YSL ou la Touche magique de L'Oréal ou n'importe quel correcteur clair.

2/ Un bronzer ou fard à paupières marron (La Terra Cotta de Guerlain ou toute autre bronzer fera l'affaire). Il existe aujourd'hui de nombreux bonzers en stick pour vous faciliter la tâche.

Comment l'appliquer?

Pour le highlighter il faut le placer sur les zones suivantes :

– Menton

– Sous les yeux

– Arcade sourcilière

– Arrête du nez

– Front juste au-dessus du nez seulement

Pour le bronzer, il faut l'appliquer sur les zones suivantes :

– Creux des joues : creuser vos joues et appliquer sur le relief

– Front à ras des racines des cheveux.

Sur les côtés du nez pour l'affiner.

J'ai testé pour vous! J'ai trouvé mon visage plus fin, je pense que j'ai un peu abusé du côté lumière par rapport à mon teint je me suis trouvé trop blanche :) À retenter donc, en trouvant le bon dosage. Néanmoins, si votre visage est plutôt fin je trouve que cela rend les traits plus durs. En revanche, au bout de plusieurs essais j'ai fini par maîtriser la technique et maintenant j'adore en jouer, ça change quand même les traits. N'hésitez pas à essayer et recommencer jusqu'à que vous ayez la main.

LES MEILLEURS BRONZER POUR VOUS DONNER BONNE MINE

Pour celles qui l'ignorent, le bronzer est une poudre pour vous donner l'air bronzé :). J'ai testé de nombreux bronzer comme vous pouvez l'imaginer, mais je vous ai sélectionné mon top 5. Je les aime tous, cela étant, si je devais vous faire un classement ou vous conseiller quel bronzer acheter en fonction de vos goûts et bien sûr du budget alloué, le voici!

Avant de commencer j'aimerais vous faire un petit tutoriel sur le
Comment appliquer son bronzer?

J'ai récemment découvert qu'une amie (qui se reconnaîtra en lisant ce passage 😂) ne connaissait pas le bronzer et l'a découvert par une conseillère Sephora!!! Sacrilège!!! Une amie d'Inès Riviera qui ne connaît pas le bronzer ! je l'ai foudroyé du regard :

– Comment ça tu ne connais pas le bronzer, tu te fiches de moi? La poudre soleil tu connais?
– Naaaan, toi tu connais? Me répondit-elle ! Vous imaginez mon désarroi? Ma détresse? 😱.

Je suis blogueuse beauté! bien sûr que je connais! j'en porte tous les jours! Et si tu lisais TOUS mes articles, tu connaîtrais aussi!!!
Bref, cette amie que je ne nommerai toujours pas… est venue me voir avec des plâtrées sur les joues. Je lui ai dit : Tu es mignonne avec tes grosses traces brunes sur le visage, ta conseillère Sepho ne t'a pas montré comment appliquer le bronzer? C'était ma petite vengeance 😉.

Euh. Non me répondit-elle.

J'explique : il y a 2 techniques. La première consiste à sculpter son visage et faire un jeu d'ombre et lumière, ça s'appelle le contouring, tu piges? elle me dit : "Naaan"
Tu lis mon post sur le sujet!
Ou alors tu appliques la méthode du 3. Tu appliques ton bronzer sur le bombé du front, le haut des pommettes et le dessous des joues près du menton.
En fait tu formes un 3 avec ton pinceau. Cette technique permet de donner un joli teint légèrement hâlé. Je termine ensuite par le nez, très légèrement (contrairement au contouring où l'on applique une touche lumière sur le nez).

Maintenant trêve de bla-bla, les nominés sont :

1/Terracotta de Guelain (47,50 euros)
Pour ses pigments irisés qui laissent un joli effet de lumière sur les joues!
2/ Naked Urban Decay (37,50 euros)
3/ L'Oréal Glam bronze (22,90 euros) : idem plein de pigments dorés je la surkiffe!
4/ KIKO (22,95 euros) le packaging OMG!!! Ce petit boîtier bijou avec miroir et ce highliter avec!
5/ Sephora : (15,50 euros) pour ces divers tons, on mélange ou pas le tout, c'est de la bombe !!! Maintenant que vous connaissez la technique d'application et que vous savez quels sont les meilleurs bronzer ever ! Vous allez pouvoir clouer le bec à Gislaine qui ne pourra plus vous demander si vous êtes malade (non c'est juste ma vraie tête je n'ai pas eu le temps de me maquiller ce matin).

JAMAIS SANS MA BEAUTY BLENDER

La semaine s'achève et le week-end commence, vous allez sans doute sortir, raison de plus pour parler beauté et venir « shopper » des idées dans votre livre beauté préféré :).
Je vais vous présenter un outil qui est devenu pour moi un indispensable : La Beauty Blender.

KÉSAKO? La beautyblender est une petite éponge rose pour se maquiller. Et là, je vous entends depuis chez moi soupirer : ah, juste une éponge, je passe à autre chose. NONNNNNNN ! lisez la suite attentivement, ce n'est pas JUSTE une éponge c'est l'arme fatale pour achever Gislaine la vilaine. Vous savez votre collègue bienveillante qui détecte la moindre imperfection sur votre visage, cheveux, sourcils, celle qui voit que votre liner a coulé, mais qui ne vous dit rien. Vous voyez juste ses yeux bioionic fixer votre œil gauche sans broncher en se délectant de ce loupé qui défigure littéralement votre visage si joliment maquillé :).

J'ai longtemps hésité à l'acheter je vais vous dire pourquoi. D'abord, je suis tombé dessus par hasard sur le net et je me suis dit : pfff de toute façon je ne me maquille jamais avec les pinceaux, éponges et compagnie. La seconde raison qui m'a freinée c'est son prix : 14 euros ce n'est pas cher, mais enfin… ce n'est qu'une éponge comme le truc avec lequel tu fais le ménage !
Et puis, il y a des moments dans notre vie où l'on a beau se maquiller un max ou mettre tous les meilleurs produits du monde sur son visage, on se regarde dans le miroir et Narcisse (Narcisse c'est notre gentil miroir qui vous répond tous les jours : oui ma chérie (avec l'accent brésilien de Cristina])c'est toi la plus belle…) et bien Narcisse se BARRE en courant!!!

Oui, j'étais dans ces moments-là. J'ai lu les avantages de la beautyblender : dernière tendance du makeup hollywoodien, applicateur de fond de teint révolutionnaire, vous offre un teint impeccable, un fini ultra pro, ne laisse ni marques ni stries bla bla bla...

Bon, je me dis je vais faire un test : je me maquille 3 jours avec des pinceaux, puis le 4e jour j'essaie la beautyblender.
Je commande donc l'arme fatale sur The Beautyst, lundi. De lundi à jeudi, je me maquille ainsi :
Avec des pinceaux, juste pour pouvoir comparer :
Anticerne : Double Wear Estée Lauder
Fond de teint : Yves St Laurent : capture
Blush Terracotta de Guerlain
Poudre invisible de KIKO et je termine avec le fixateur de maquillage Urban Decay (qui est d'ailleurs TOP)

Bon résultat, je suis bien maquillée, mais un effet un peu plâtreux, un peu sévère d'après Jules.

Jeudi, je reçois mon colis, Jules est très surpris devant mon excitation typiquement féminine «oui suuupeeeer j'ai reçu ma beautyblender». Jules se poste devant moi, il attend de voir ce qu'il y a de si fabuleux dans ce colis. Puis j'ouvre la jolie boîte à pois qui enveloppe ma BeautyBlender. Là ses yeux s'écarquillent, on découvre ensemble une petite... enfin toute petite éponge rose en forme d'œuf. Et là il me lance «c'est quoi de ça???».

Le gag, non il n'y a pas de caméra cachée, peut-être suis-je dans un remake du film La Vérité si je mens avec les articles en version bébé ? Je suis un peu déçue, mais n'ose lui montrer «c'est un truc top pour le maquillage» et je file la planquer sur ma coiffeuse. Je prends le temps quand même de la prendre en photo pour faire languir les lectrices de mon blog et j'angoisse à l'idée de devoir leur écrire que c'est un fiasco.

Vendredi, j'ai une grosse réunion de travail, ça tombe bien, je vais tester mon nouveau jouet :).

Je prépare ma peau avec ma crème hydratante, mon CDY. Puis je mouille l'éponge comme indiqué dans le mode d'emploi. Je pose mon FDT Yves St Laurent dessus et je l'applique, 1re impression, j'ai la sensation d'être très peu maquillée. Je suis tentée d'en remettre en pensant que l'éponge a dû trop absorber de produit. Puis je continue avec l'anticerne, là c'est top, pas d'effet plâtre et surtout grâce à la forme je peux aller dans le creux de l'œil, ensuite je mets mon blush qui est sous forme de crème, puis mon eye-liner, mascara et je finis par m'asperger de fixateur Urban Decay. Et là, je me regarde : TOP ! Rendu : Professionnel Ma Chériiiiie. Miroir Narcisse ne s'enfuira pas cette fois!

Le maquillage est juste parfait, aucune marque, c'est léger on a l'impression que je ne suis pas très maquillée alors que j'ai quelques couches :) et surtout ça fait professionnel et lumineux.

VERDICT = MUST HAVE!!!

Le must : vous savez ce que m'a dit Jules le soir : « là tu es super bien maquillée, tu vois là tu ne fais pas sévère, celui que tu avais hier c'était trop foncé »… Hum sauf qu'hier j'avais mis exactement les mêmes produits… mais avec des pinceaux.

Conclusion :

Jamais sans ma BeautyBlender.

LA TROUSSE DE MAQUILLAGE DE BASE

Beaucoup de femmes souhaitent un maquillage quotidien simple et me demandent souvent quels sont les indispensables. Je vais vous donner la liste des basiques, les incontournables à avoir dans sa trousse de maquillage. Bien sûr, il s'agit d'une base que chacune peut compléter selon ses envies et préférences, mais les produits dont je vais vous parler sont les essentiels pour être un minimum apprêtée.

Une crème hydratante : c'est la base! on ne peut pas se maquiller sans avoir la peau hydratée.
Un pinceau ou une éponge Beauty blender.
Un crayon pour les yeux ou eyeliner selon vos goûts.
Un mascara on prend des couleurs qui vont à tout le monde (le noir c'est l'idéal, ça va à tout le monde).
Un fond de teint ou CC crème, ou une BB crème si on a des problèmes de peau ou un teint irrégulier.
Un blush pour rehausser les joues.
Un anticerne, seulement si vous avez des cernes prononcés.

Vous n'avez pas besoin de plus de maquillage c'est vraiment la base, le reste servira à compléter un makeup plus prononcé si vous souhaitez par exemple vous rendre à une soirée, à ce moment-là vous pourrez rajouter un highlighter un bronzer, etc.
Si vous partez en vacances ou quelque part n'oubliez pas de compléter avec des lingettes démaquillantes.

QUEL PINCEAU POUR QUEL USAGE

1 Contouring et teint

2 Fond de teint

3 Blush

4 Poudre

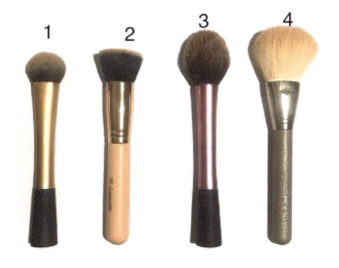

1 Sourcils

2 Eye-liner

3 Concealer (correcteur)

4 Fard à paupières

5 Estompeur

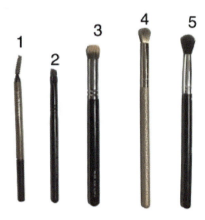

CHAPITRE 3 LES CHEVEUX

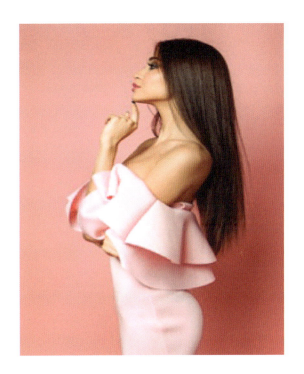

FAIRE SOI MEME SON LISSAGE BRÉSILIEN À LA MAISON

Vous en avez assez de votre tignasse ? Enfin… je voulais dire de vos jolies boucles ? J'ai testé pour vous le lissage brésilien à domicile !

J'ai d'abord fait un lissage brésilien à la kératine chez le coiffeur qui m'a EN CHAN TÉE ! j'avais bénéficié d'une réduction groupon, le prix était pour le coup très abordable.

Quand j'ai voulu en refaire un quelques mois plus tard (comptez 3/4 mois) j'ai été refroidi par le prix du lissage brésilien ! comptez environ 300 euros le lissage.

À ce prix-là je me suis résignée à faire mes brushings tous les 2/3 jours.

Mais en bonne beautista qui se respecte, je ne pouvais rester sur ces techniques devenues presque dépassées :)

J'ai donc prospecté sur les kits de lissage brésilien à faire soi-même à la maison. Après quelques déceptions, j'ai trouvé THE marque! Global Kératine Juvexin.

Mon avis sur le lissage brésilien Global Kératine Juvexin : Le kit starter coûte environ 80 euros et permet 2 lissages. Il laisse les cheveux souples et je n'ai pas constaté de casse. Il est long à appliquer, mais le résultat de ce lissage brésilien à faire soi-même est bluffant !

Mode d'emploi :

1/vous procédez au lavage de vos cheveux avec un shampoing clarifiant (dans le kit) qui permet d'ouvrir les écailles de vos cheveux pour mieux absorber le produit).

2/ Vous rincez et essorez bien vos cheveux, vous appliquez la kératine bien partout et laissez poser 1 h.

3/ Vous rincez et appliquez le soin (pose 15 minutes).

4/ Vous rincez et procédez au brushing.

5/ Vous passer vos plaques à lisser mèche par mèche.

Attention si vous appliquez bien ce process, votre lissage brésilien sera impeccable et tiendra longtemps (4 mois environ). Il m'est arrivé de bâcler une étape ex : séchage libre et no brushing ou passer les plaques vite fait le résultat n'est pas le même.

Ensuite, il faudra laver vos cheveux impérativement avec un shampoing sans sulfates. Vous avez un shampoing sans sulfates dans le kit de lissage brésilien ainsi qu'un soin. C'est écrit bouteille 3 pour le shampoing et 4 pour le soin dans le kit.

Vous verrez que votre brushing d'après sera largement moins long et facilité.

LISSEUR GHD OU STEAMPOD LEQUEL CHOISIR

Pour toutes celles qui lissent leurs cheveux régulièrement, je vais vous faire profiter de mon expérience de ces 2 Rolls-Royce du lissage!

Mes cheveux étant de nature bouclé j'ai l'habitude depuis quelques années de les lisser : brushing, lissage brésilien et surtout lisseur.

J'ai testé quelques lisseurs et comme vous je me suis laissée embarquer dans l'achat des toutes dernières technologies : céramique, tourmaline, bla bla bla.

Jusqu'au jour où... mes cheveux en manque d'affection et de confiance croisèrent le regard bienveillant et au combien charmeur des plaques GHD... dans un lieu très kératinement romantique... un salon de coiffure!

De cette rencontre naquit une belle et longue histoire, jusqu'au jour où mes cheveux entendirent parler du Steampod : la dernière création révolutionnaire basée sur un lissage à la vapeur !!! (euh oui comme le repassage de votre linge :). Soudain, une envie d'infidélité trottait dans la tête de mes cheveux (ben si mes cheveux ont un cerveau qu'est-ce que vous croyez :). Bref, mes cheveux me chargèrent de me renseigner sur ce fameux Steampod pour en savoir plus. Était-il mieux que mon super GHD qui m'avait été fidèle et efficace pendant si longtemps?

J'ai cherché des avis sur le Net, des infos. OK il faut mettre de l'eau, il ne ressemble à rien, il est un peu obèse. OK c'est de la vapeur, mais c'est quoi la différence pour mon lissage ? Il promettait un plus beau lissage, mais surtout il laisserait les cheveux lisses plus longtemps.

Bon, pas plus d'infos dans les avis, car beaucoup de youtubeuses beauté sont sponsorisées par ces marques pour en faire la pub donc rien d'objectif. J'ai donc voulu tester moi-même au grand damne de mon porte-monnaie.

J'ai acheté le Steampod. L'engin est un peu encombrant… bref, j'avais aussi acheté la crème steampod qui va avec. Je me lave les cheveux comme d'habitude, j'applique la crème puis je sèche mes cheveux. Ensuite, je commence à lisser mèche par mèche et là… superbe lissage, en fait ce n'est pas plus lisse qu'avec le GHD, mais les cheveux sont brillants et comme nourris, ils deviennent sublimes !!!

Pour la durée du lissage, ce n'est pas tout à fait juste, ils refrisent un peu quand même les jours suivants, j'ai donc dû repasser mon GHD, mais très vite et moins longtemps que d'habitude (j'ai les cheveux longs).

L'inconvénient est qu'il est lourd et j'ai trouvé fatiguant la fin du lissage, mais encore une fois mes cheveux sont longs.

Verdict : j'en suis très satisfaite, il est cher donc un bon investissement si vous avez des cheveux vraiment frisés, rebelles, secs ou desséchés. Les cheveux deviennent vraiment magnifiques et le lissage est identique à celui d'un bon coiffeur.

Pour les autres, je conseille le GHD qui est un excellent lisseur, le lissage se fait rapidement et vous n'avez pas besoin de repasser les plaques une multitude de fois.

Pour conclure je dirais : voilà de bonnes idées cadeaux à demander à Jules! et surtout comparer bien, les prix sont moins chers sur le net environ 160 euros chaque appareil.

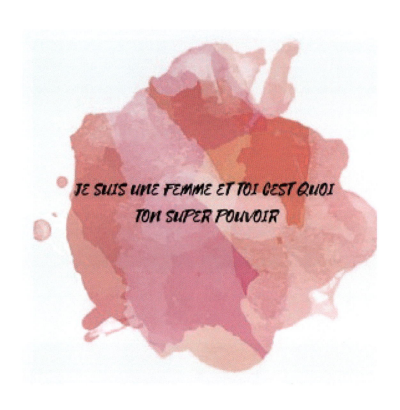

JE SUIS UNE FEMME ET TOI C'EST QUOI
TON SUPER POUVOIR

COMMENT SE FAIRE SES MÈCHES SOI-MÊME COMME CHEZ LE COIFFEUR

Pour mon 2e post 2015 sur le blog, j'avais eu envie de vous parler d'une de mes expériences capillaires RÉUSSIES !!! L'article avait suscité beaucoup d'intérêt. Et oui, vouloir éviter le coiffeur a parfois des conséquences désastreuses et parfois de bonnes fortunes :).

J'ai essayé de nombreuses couleurs, de nombreux balayages et des kits pour éclaircir les cheveux en recherchant une couleur caramel du style JLO ou encore la couleur de cheveux de Jennifer Aniston. Soit j'allais chez la coiffeuse et ressortais souvent déçue , soit la coiffeuse qui me lançait :
Ben, vous avez quand même le cheveu très foncé, il faut une teinte proche de la votre hein…
Ah d'accord… donc en fait se faire une couleur c'est payer pour avoir la même tête qu'en arrivant chez le coiffeur :).
Pour une Beautista c'est NIET. Je paye : je repars avec les cheveux de JLO!

Après quelques déconvenues et expériences rousse, brun foncé, jaune… oui jaune, cheveux brûlés aussi si, si, j'ai trouvé mon Saint-Graal : Le Kit Balayage Mèches Nordic.
J'étais dubitative quand j'ai vu le bonnet en plastique, je me suis dit : mais les racines vont rester foncées ça fera bizarre… Ou peut-être vais-je me retrouver rousse comme ça arrive souvent avec les décolorations.

Le kit est très simple d'utilisation, vous avez un bac dans lequel vous mélangez un sachet en poudre et une lotion en bouteille. Vous mettez le bonnet à trous fourni (là il vaut mieux vous planquer dans la salle de bain sinon Jules risque de mourir de rire en vous voyant en vieille mamiche dont il

ne manque plus que la grosse culotte beige qui remonte jusqu'au ventre!).
Vous prenez le crochet pour tirer des mèches par les trous.

Petite astuce : au début j'ai mis un temps fou, car je pensais qu'il ne fallait sortir les mèches que par les trous déjà faits, mais j'ai fini par m'apercevoir que je pouvais piquer n'importe où, un trou se forme et du coup vous pouvez choisir où seront placées vos mèches et surtout vous allez plus vite.
Ensuite, vous appliquez la décoloration sur les mèches ressorties.

Pour ma part j'étais équipée d'un pinceau comme chez les coiffeurs, acheté à la Boutique du Coiffeur. Il faut attendre 30 min (je vous conseille de respecter ce temps pour vraiment avoir la bonne couleur). Ensuite on rince et on applique le soin fourni. Vous séchez vos cheveux et... roulements de tambour : vous obtenez plein de mèches fines qui se fondent dans votre couleur pour un résultat de pro ! Voilà, j'espère que cet article vous fera économiser des mois de coiffeur, le kit coûte une dizaine d'euros en grande surface !

COMMENT AVOIR DE BEAUX CHEVEUX

Il suffit de vous regarder le matin au réveil avec vos cheveux en bataille, pour vous rendre à l'évidence : vos cheveux peuvent être votre meilleur atout féminin comme le pire!

Mais qu'est-ce que de beaux cheveux?

La couleur? Ça, c'est subjectif donc NON !

La texture? OUI ! Nous les femmes, nous voulons toutes des cheveux doux, soyeux, brillants. Certaines voudront des cheveux lisses, d'autres de jolies boucles, du volume et d'autres des cheveux plats.

Alors je vais vous parler des produits que j'ai testés pour avoir des cheveux doux et soyeux au toucher.

Tout d'abord petite leçon de douceur :

Vous pouvez prendre n'importe quel shampoing, LE produit qui fera des miracles sur vos cheveux c'est LE SOIN ou le masque!

Comment appliquer son soin :

 Sur cheveux humides, sur toute la chevelure sans insister sur les racines, car cela alourdi les cheveux. Vous devez ensuite vous coiffer et idéalement vous recouvrir la tête d'une serviette humide chaude (passée sous l'eau chaude), c'est un peu lourd, mais il faut souffrir pour être belle non?

Vous laissez poser 10 min maximum et vous rincer et là, si vous avez choisi le bon produit (en clair celui que je vous ai conseillé :) vous devriez sentir vos cheveux glisser sous vos doigts.

Vous n'avez plus qu'à sécher.

Ceux que j'ai testés et aimés :

Mes chouchous : la gamme EVER RICHE ou EVER LISS de L'Oréal : un pur bonheur! 2 noisettes suffisent, vous le trouvez en grande surface en tube ou en pot type masque. C'est mon préféré avec la gamme Kérastase.

2/ Kerastase : Oléorelax : pot jaune, c'est un peu cher, mais ne pas hésiter quand vos cheveux ont pris un coup après le soleil ou à force de brushing et colorations. Ce produit à rattrapé mes cheveux après une expérience ratée (colo + brushing :), en clair c'est The SOS must have!!!

3/ Le soin TOKIO : Le grand luxe mais clairement et de loin celui qui sauve à chaque fois mes cheveux lorsqu'ils sont cassés.

Voilà pour ce point cheveux, j'espère que vous trouverez masque à vos cheveux...

" LIFE IS NOT PERFECT BUT HAIR CAN BE "

SOS CHEVEUX BRÛLÉS

Vous avez voulu faire l'économie d'un coiffeur ou vous vous êtes dit «je me faire ma couleur ou mes mèches moi-même de toute façon le coiffeur ne comprend jamais quelle couleur je veux exactement!». Vous vous êtes rendu dans votre hypermarché préféré et après avoir passé 1 h euh… 2 h! devant le rayon des colorations à trifouiller les cheveux synthétiques collés en bas de chaque boîte pour vous donner une idée de la couleur attendue, vous avez fini par choisir LA couleur qu'il vous faut. Arrivé chez vous, après avoir rangé vos tomates et vos asperges, vous déballez votre boîte. Vous vous enfermez dans la salle de bain pour que Jules ne vous surprenne pas avec un truc bizarre sur la tête et vous commencez à lire religieusement les instructions.

Bon après avoir regardé à quatre fois quelle était la bouteille 2 à mélanger avec la poudre 1 et non la 4 qui est le soin, vous faîtes votre petite soupe, d'ailleurs la soupe elle sent mauvais, elle pique les yeux… pas grave, il faut souffrir pour être belle! Vous appliquez le mélange sur votre tête et vous commencez le compte à rebours. Trente minutes se sont écoulées… tic-tac… Le suspense est à son comble!!! Vous rincez, le résultat semble mitigé, mais vous espérez qu'au séchage vous aurez l'allure de Jennifer Lopez 😊.

Vous séchez… La CATASTROPHE !!! Vos cheveux ressemblent à de la paille! Ils se cassent et vous n'osez plus tirer dessus de peur de devoir mettre une perruque à vie!
DIAGNOSTIC : BURN-OUT! Ils sont brûlés, cramés, caramélisés. ILS SONT FICHUSSSSSS! Mais qu'est-ce qui vous a pris! vous assène Jules qui vient de rentrer du boulot, «pourquoi tu n'es pas allé chez le coiffeur ? Vous hésitez entre le "pulvériser du regard" ou garder votre énergie pour trouver une solution.

Pour ma part, j'ai préféré chercher la seconde solution (je ne l'ai pulvérisé qu'après avoir retrouvé mes cheveux sinon vous n'êtes pas crédible 😊).

Ma première réaction a été d'aller sur Google et taper "SOS cheveux brûlés". J'ai trouvé quelques forums avec beaucoup d'avis divergents, beaucoup de bla-bla et de hors sujets. Je me suis rendu chez un super coiffeur qui m'a conseillé un masque à la kératine. J'ai ensuite suivi une routine spéciale cheveux bousillés dont je vais vous livrer les détails.

Avant chaque shampoing : Bain à l'huile. Vous prenez n'importe quelle huile (coco, ricin, amande douce…) pour ma part j'avais pris l'Huile prodigieuse de Nuxe pour son côté pratique en pulvérisation. Mais encore une fois, inutile de débourser une fortune. Vous imprégnez vos cheveux, en insistant sur la partie "paillasson". Vous laissez un temps de pose (30 minutes minimum). Vous faîtes un shampoing à l'huile d'argan. Vous rincez et vous appliquez votre masque à la kératine que vous trouverez chez n'importe quel coiffeur. Vous laissez poser 30 minutes sous une serviette chaude. Pour la serviette, soit vous la poser sur un radiateur si c'est l'hiver soit vous faites couler de l'eau chaude dessus, vous essorez et vous enroulez vos cheveux dedans. Cette partie est très importante et ne doit pas être négligée, car le chaud aide à faire pénétrer le soin.

Vous rincez et vous laissez sécher à l'air libre. Pour celles qui ont l'habitude de se lisser les cheveux vous pouvez appliquer vos plaques, mais éviter de cumuler sèche-cheveux puis plaques lissantes pour ne pas détruire le travail de reconstitution du cheveu. Il m'a fallu 1 mois pour récupérer mes cheveux sans couper!

Pour la petite histoire : est-ce que j'ai retenté l'expérience coloration à domicile? OUI !!!:) je sais, je suis incorrigible.

SOS CHEVEUX DEVENUS JAUNES

Pour poursuivre sur mes petites expériences capillaires, j'ai aussi eu la déconvenue des mèches qui vire au jaune poussin!!!

Je me souviens de mes premiers cheveux jaunes !!! Ma sœur m'avait convaincu que quelques mèches plus claires m'iraient à merveille. J'étais étudiante à l'époque et n'avais pas de budget conséquent pour aller me faire une couleur et un brushing. En plus, j'avais les cheveux longs et j'avais droit au fameux "supplément cheveux long" petit traitement de faveur pour nous inciter à couper nos cheveux! Et bien non! Je ne couperai pas!

Après quelques hésitations, je me suis laissé convaincre par ma jolie blondinette de sœur qui avait l'habitude des colorations, et était toujours à la pointe du hype et du must have. Vous vous doutez de la suite?

Cheveux jaunes : youpi !!!! J'ai eu droit aux railleries de mon frère et j'ai fini chez la coiffeuse qui m'a teint les cheveux en NOIR! Pour une fille qui voulait éclaircir ses cheveux, c'était raté!

Depuis, j'ai grandi sur le sujet YELLOW HAIR. Je me suis documenté et j'ai surtout testé! et oui! car j'ai réitéré la Yellow Experience non par choix, mais suite à un monumental ratage capillaire 😊. J'ai donc écumé les forums, sites beauté, etc…

J'ai fini par trouver mon sauveur : le shampoing bleu. Celui que j'ai utilisé (à plusieurs reprises) est celui de L'Oréal. On l'appelle le shampoing bleu, mais en fait il est violet. Ça fait peur la première fois que l'on applique ce shampoing sur la tête, car on s'imagine se retrouver avec des cheveux bleus (et là ça serait la BLUE Experience 😊). Mais non ! il fait bien le job, vous l'appliquez sur cheveux mouillés 5 minutes et vous rincez. Vous refaites l'opération 2 fois dans la semaine. Vous cheveux arborent au bout de quelques semaines (pour moi 2 semaines) un joli blond et le jaune disparait totalement!!!

Voilà pour une dizaine d'euros, vous évitez une recoloration chez le coiffeur. J'ai trouvé ce produit chez la boutique du coiffeur, mais vous pouvez vous le procurer sur Internet.

SOS JE SUIS TROP BLONDE !

Vous avez voulu éclaircir vous-même vos cheveux et après avoir rincé vos cheveux vous vous trouvez trop "clair" trop "blonde". Pas de panique, je vais vous expliquer comment transformer votre loupé en joli TIE AND DIE digne d'un bon coiffeur.

En voulant faire quelques mèches, je me suis retrouvé avec des cheveux très très clairs ! Un choc pour moi qui suis brunette de nature avec un teint mat. J'ai tenu une journée avec une obsession en tête : FONCER mes cheveux.
Ma coiffeuse n'étant pas disponible avant la fin de la semaine, je me suis précipité au supermarché m'acheter une couleur. J'ai choisi un brun (châtain foncé).

J'ai attaché mes cheveux en queue de cheval basse. J'ai sorti les cheveux du haut de la tête. Je n'ai mouillé que le haut de mes cheveux en gardant bien attaché le reste. J'ai appliqué la coloration sur le haut de la tête. J'ai ensuite rincé la couleur. Puis j'ai détaché le reste de mes cheveux et procédé au brushing. Le haut était châtain et les longueurs, blondes. Le résultat était bluffant ! Tout mon entourage a cru que j'étais allé chez le coiffeur. J'avais réussi mon premier TIE and DIE : la classe !

COMMENT CHOISIR SON SHAMPOING

Le shampoing les filles c'est la base! Mais avec la multitude de produits qui s'offre à nous il est difficile de faire un choix. Prenons donc le problème dans l'ordre. Tout d'abord il faut identifier la nature de votre cheveu. Vous avez trois possibilités :

Les cheveux gras
Les cheveux secs
Les cheveux normaux

Si vous faites partie de ces quelques chanceuses qui ont les cheveux normaux alors vous pouvez prendre n'importe quel shampoing. Le casse-tête est exclusivement réservé à celles et ceux qui ont les cheveux gras ou les cheveux secs.

TEAM CHEVEUX GRAS

Vos cheveux sont gras en raison d'une surproduction de sébum. Votre cuir chevelu peut être amené à produire trop de sébum pour plusieurs motifs : il se peut qu'il s'agisse de stress, mais aussi d'un problème hormonal c'est-à-dire une production excessive d'hormones. Parfois c'est votre alimentation qui est en cause comme manger trop gras ou trop sucré. Attention également aux shampoings trop fréquents.
Côté technique, il faudra éviter de frotter votre cuir chevelu, il faut plutôt le masser bien le rincer afin de réguler l'excès de sébum. Attention également aux appareils chauffants qui ont tendance à stimuler les glandes sébacées.

Concernant le choix du shampoing, il faudra privilégier les shampoings qui régulent la production de sébum. Pour cela, choisissez un shampoing qui contient l'un des actifs suivants : extrait d'orties, romarin. Attention à ne pas trop solliciter votre cuir chevelu. Il faut éviter de faire plus de deux shampoings par semaine. Privilégier les shampoings au pH neutre il faut regarder la composition avant d'acheter votre shampoing. Les shampoings au pH neutre sont plus doux que les autres. Si vous avez les racines grasses, mais les pointes sèches, alors vous avez plutôt les cheveux mixtes. Voici une petite liste de shampoing pour cheveux gras qui pourrait vous convenir :

– Shampooing Séboréducteur à l'ortie de Klorane.
– Shampoing bain divalent de chez Kerastase.
– Shampoing pour cheveux régressant vite de Cattier.
– Shampoing purifiant le petit marseillais.
–Chez Myriam K vous avez la gamme spécifique à appliquer après l'huile préparatrice que vous laisserez poser 10 minutes puis le bain biaction anti-cheveux gras.

TEAM CHEVEUX SECS

Les cheveux sont secs quand la fibre capillaire est fragilisée cela provient d'un manque de sécrétion de sébum. Le sébum protège le cheveu. Lorsque les cheveux manquent de sébum, on se retrouve à la merci des agressions extérieures comme le froid, le soleil, la pollution… Pour venir à bout des cheveux secs, il convient de les réhydrater. Il ne faut pas multiplier les shampoings, une fois par semaine suffira, car plus vous lavez vos cheveux plus vous éliminez du sébum et ce n'est pas l'effet que l'on recherche. Pour hydrater les cheveux secs, il faut utiliser les shampoings riches en actifs nutritifs qui contiennent des céramides, mais aussi des acides gras et des huiles. Il faut surtout également faire un masque réparateur une fois par semaine. Le shampoing s'utilise uniquement au niveau de la racine et très peu de produit suffit. Ensuite, il faut faire mousser jusqu'aux longueurs, rincer abondamment.

Appliquer le masque et le laisser poser au minimum 10 minutes. L'idéal serait de mettre une serviette chaude autour de la tête pour aider le masque à pénétrer dans les cheveux. Ensuite, procéder au rinçage soigneusement à l'eau froide afin de refermer les écailles. Sur cheveux secs vous pouvez également utiliser des sérums à mettre sur les pointes des cheveux. Penser à les brosser chaque soir cela permet de masser le cuir chevelu et stimuler la production de sébum. Je vous conseille fortement les bains d'huile à faire avant votre shampoing. Vous pouvez appliquer sur vos cheveux, de l'huile de jojoba par exemple ou de l'huile de ricin, laisser poser sur vos longueurs pendant 20 à 30 minutes puis procéder à votre shampoing habituel. Vos cheveux seront nourris. Parmi les meilleurs shampoings pour cheveux secs que j'ai testés, voici mes chouchous :

– Chez L'Oréal : La gamme expert et Elsève
– Kérastase : la gamme Bain fluidéaliste et le bain élixir
– Chez Garnier : Ultra doux au beurre de karité
– Chez MyriamK : Le bain lavant et la gamme la soif de l'or : une merveille!
– Chez Moroccanoil : Le Shampoing réparateur, le masque et surtout l'huile : incontestablement mes favoris!

À PROPOS DE L'AUTEUR

Connu sous le pseudo de son blog Inès Riviera, cette passionnée par l'univers de la beauté partage ses découvertes et ses coups de cœur sur son blog ainsi qu'avec sa communauté Instagram depuis 2010. Maman de 2 enfants et cadre dans la finance, elle consacre son temps libre entre sa famille, le yoga et son blog. En 2020, elle perd tout le contenu de son blog. Elle décide alors de compiler toutes ses pépites dans ce guide de beauté empreint d'humour, qui s'adresse à toutes les femmes.

www.inesriviera.fr

Instagram: Inesriviera1

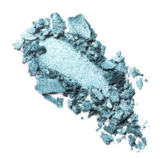

Printed by Amazon Italia Logistica S.r.l.
Torrazza Piemonte (TO), Italy

60951596R00054